Медична сестра відділення Альцгеймера

повний посібник

Ірина Саченко

Зміст

Розділ 1: Вступ до хвороби Альцгеймера — 17

Визначення та характеристики захворювання — 18

Історія та відкриття — 19

Епідеміологія та поширеність — 20

Прогресування та стадії захворювання — 22

Розділ 2: Відділення для хворих на Альцгеймера: окремий світ — 25

Специфіка відділення Альцгеймера — 26

Особливі проблеми догляду у відділеннях для людей з хворобою Альцгеймера — 27

Важливість відповідного середовища — 29

Розділ 3: Важлива роль медичної сестри — 33

Покликання, зосереджене на людях — 34

Техніки спілкування з пацієнтами з хворобою Альцгеймера — 35

Специфічний догляд та рутинні процедури — 37

Розділ 4: Міждисциплінарна співпраця — 41

Робота з різноманітною медичною командою	42
Важливість співпраці для комплексної допомоги	44
Ключові гравці: психологи, фізіотерапевти, ерготерапевти тощо.	46
Розділ 5: Терапевтичний підхід: за межами ліків	**49**
Немедикаментозні методи лікування та їх ефективність	50
Музикотерапія, арт-терапія та інші інноваційні підходи	52
Когнітивна стимуляція: ігри, вправи та техніки	54
Розділ 6: Управління поведінковими симптомами	**57**
Розуміння поведінкових проявів	58
Методи втручання та управління в кризових ситуаціях	60
Тригерні фактори та профілактика зухвалої поведінки	63
Розділ 7: Відносини з сім'ями	**67**
Підтримка родичів: важлива місія	68
Просвітницька робота з сім'ями та підвищення обізнаності	69
Управління очікуваннями та емоціями сімей	71

Розділ 8: Як доглядати за собою як медсестра — 73

Розпізнавання та управління вигоранням — 74

Важливість супервізії та підтримки з боку колег — 75

Техніки релаксації та управління стресом — 77

Розділ 9: Тематичні дослідження: реальні історії з життя людей з хворобою Альцгеймера — 81

Стійкість перед обличчям прогресування хвороби — 82

Орієнтуючись у складнощах комунікації — 83

Любов і співчуття в основі догляду — 85

Розділ 10: Етичні та правові аспекти — 89

Права пацієнтів з хворобою Альцгеймера — 90

Прийняття медичних рішень та інформована згода — 92

Управління випадками зловживань та недбалості — 94

Розділ 11: Харчування та догляд за продуктами харчування — 97

Харчові проблеми для пацієнтів з хворобою Альцгеймера — 98

Методи заохочення до прийому їжі та гідратації — 100

Лікування розладів ковтання та аспірації	102
Розділ 12: Мобілізація та профілактика падінь	105
Розуміння ризику падінь у пацієнтів з хворобою Альцгеймера	106
Відповідні методи мобілізації	107
Засоби безпеки та обладнання	110
Розділ 13: Смерть і паліативна допомога	113
Делікатний підхід до кінця життя	114
Паліативна допомога пацієнтам з хворобою Альцгеймера	116
Підтримка сімей, які пережили важку втрату	118
Розділ 14: Технологічні інструменти у відділеннях з хворобою Альцгеймера	121
Використання технологій для покращення догляду	122
Інструменти спостереження та безпеки	123
Технології як засіб комунікації та залучення	125
Розділ 15: Дослідження та їх вплив на медсестринську практику	129
Сучасні досягнення в дослідженні хвороби Альцгеймера	130

Як дослідження впливають на клінічний менеджмент	131
Участь у клінічних дослідженнях в якості медсестри	133
Розділ 16: Подальше навчання та спеціалізація	137
Курси підвищення кваліфікації для медсестер	138
Значення сертифікації в геріатрії та деменції	139
Бути в курсі останніх практик та рекомендацій	141
Розділ 17: Фармакологія та хвороба Альцгеймера	145
Найпоширеніші лікарські засоби та їхня дія	146
Керування побічними ефектами	147
Нові підходи та експериментальні методи лікування	149
Розділ 18: Духовність і турбота	153
Важливість духовності для пацієнтів з хворобою Альцгеймера	154
Інтеграція духовної опіки в практику	156
Повага до вірувань і звичаїв	158
Розділ 19: Культурне розмаїття у відділеннях з хворобою Альцгеймера	161

Розуміння культурного впливу на сприйняття хвороби	162
Адаптація допомоги до різних культурних особливостей	163
Ефективна комунікація через мовні бар'єри	165

Розділ 20: Альтернативні та додаткові методи лікування — 169

Ароматерапія, акупресура та інші нетрадиційні методи	170
Оцінка ефективності та обмежень	171
Інтеграція в план догляду	173

Розділ 21: Сексуальність у пацієнтів з хворобою Альцгеймера — 177

Потреби та виклики сексуальності	178
Управління неналежною сексуальною поведінкою	179
Навчання та підвищення обізнаності медичного персоналу	181

Розділ 22: Терапевтичні та рекреаційні заходи — 185

Важливість соціальної відповідальності та стимулювання	186
Приклади заходів, адаптованих до різних стадій захворювання	187
Інтеграція волонтерів та сімей	189

Розділ 23: Економічні проблеми догляду за хворими на Альцгеймера — 193

Вартість лікування: глобальна перспектива — 194

Фінансування та медичне страхування — 195

Економічна цінність спеціалізованої медичної сестри — 198

Розділ 24: Мережі підтримки та доступні ресурси — 201

Асоціації та організації людей з хворобою Альцгеймера — 202

Професійні мережі для медсестер — 204

Безперервна освіта та вебінари — 206

Розділ 25: Історія та розвиток підрозділів з лікування хвороби Альцгеймера — 209

Поява та потреба в спеціалізованих підрозділах — 210

Зміни в практиках і методах лікування — 211

Відділення Альцгеймера в різних країнах і культурах — 213

Розділ 26: Проектування та планування відділень для хворих на хворобу Альцгеймера — 217

Фундаментальні принципи дизайну для пацієнтів з хворобою Альцгеймера — 218

Важливість безпеки та нагляду — 219

Інновації та майбутні тенденції в дизайні агрегатів ... 221

Розділ 27: Технології та інновації ... 225

Технологічні інструменти для оцінки та моніторингу ... 226

Технології для покращення якості життя пацієнтів ... 227

Обмеження та виклики технологічної інтеграції ... 229

Розділ 28: Виклики ночі у відділенні для людей з хворобою Альцгеймера ... 233

Особливості нічної роботи ... 234

Лікування розладів сну ... 235

Протоколи та процедури для нічних змін ... 237

Розділ 29: Глобальний та інтегративний підходи ... 241

Важливість комплексного підходу до догляду ... 242

Інтеграція традиційних та альтернативних практик ... 243

Робота з нетрадиційними практиками ... 245

Розділ 30: Керування болем і дискомфортом ... 249

Оцінка болю у некомунікабельних пацієнтів ... 250

Немедикаментозні методи лікування болю	251
Важливість інтерпретації невербальних сигналів	253
Розділ 31: Вплив культури та розмаїття на догляд	**257**
Розуміння культурних відмінностей у сприйнятті хвороби	258
Адаптація допомоги до етнічного та релігійного розмаїття	259
Навчання та підвищення обізнаності з питань різноманіття для опікунів та піклувальників	261
Розділ 32: Дослідження профілактики хвороби Альцгеймера	**265**
Останні дані про фактори ризику	266
Дієта, спосіб життя та профілактика	267
Наслідки для медсестринської практики	269
Розділ 33: Майбутнє догляду та лікування	**273**
Перспективи та надії на медичні дослідження	274
Роль технологій у майбутньому охорони здоров'я	276
Бачення розвитку медсестринської професії у відділеннях для хворих на хворобу Альцгеймера	278

Розділ 34: Майбутні перспективи лікування хвороби Альцгеймера 281

Медичні та терапевтичні досягнення 282

Еволюція підготовки медсестер в геріатрії 283

Надії, виклики та можливості на горизонті 285

« Ми повинні сприймати хворобу Альцгеймера не як присуд до неминучої втрати пам'яті та функцій, а як хворобу, якій можна запобігти і, одного дня, вилікувати. »

Розділ 1

ВСТУП
ХВОРОБА
АЛЬЦГЕЙМЕРА

Визначення та характеристики хвороба

Хвороба Альцгеймера, про яку часто говорять з нальотом таємничості, насправді є нейродегенеративним захворюванням, яке бере свій початок глибоко в мозку. Це найпоширеніша форма деменції, на яку припадає 60-80% випадків. Але що саме визначає цю хворобу?

В основі цього розладу лежить прогресуюче ослаблення когнітивних функцій пацієнта. Часто це починається з простої забудькуватості або пропусків у часі, але ця втрата пам'яті може швидко прогресувати до більш значної забудькуватості, що впливає на повсякденне життя. Далі хвороба прокладає собі шлях до більш складних здібностей, таких як судження, мислення і, нарешті, поведінка, особистість і рухові функції.

Подорож мозком людини з хворобою Альцгеймера виявляє амілоїдні бляшки та нейрофібрилярні клубки. Ці аномальні структури перешкоджають комунікації між нейронами, спричиняючи їхню загибель і прогресуюче зменшення мозку. Ці фізіологічні зміни є мовчазними свідками бурі, що вирує всередині, впливаючи на те, як формуються, зберігаються та пригадуються спогади.
Однак хвороба Альцгеймера не є невід'ємною частиною старіння, хоча вона частіше зустрічається у людей у віці 65 років і старше. Існує також більш рідкісна, але не менш згубна форма, відома як рання стадія хвороби Альцгеймера, яка може вражати людей у віці до сорока років.

Симптоми та перебіг хвороби можуть відрізнятися від людини до людини. Для одних погіршення стану може бути повільним і майже непомітним роками, тоді як для інших - швидким і руйнівним. Цей спектр проявів є однією з причин, чому рання діагностика має вирішальне значення. Рання діагностика може не лише допомогти розробити стратегії подолання, але й відкрити двері до лікування, яке, не виліковуючи хворобу, може сповільнити її прогресування.

До сьогодні хвороба Альцгеймера залишається медичним, соціальним і людським викликом. Незважаючи на прогрес у дослідженнях, точні причини залишаються загадкою, так само як і пошук ліків. Але одне можна сказати напевно: розуміння цієї хвороби означає, перш за все, усвідомлення складності людського розуму і нагальної потреби захистити нашу здатність пам'ятати, мислити і відчувати.

Історія та відкриття

Історичне коріння хвороби Альцгеймера сягає початку XX століття, хоча симптоми, пов'язані з деменцією, були відомі задовго до цього. Це історія відкриття, наукової співпраці та поступового визнання хвороби, яка сьогодні носить ім'я німецького невролога.
У 1901 році у Франкфурті доктор Алоїз Альцгеймер зустрів пацієнтку на ім'я Огюста Детер. Їй був 51 рік, і її симптоми були щонайменше інтригуючими: глибока втрата пам'яті, галюцинації та мовні розлади. Описуючи свій стан, Огюст якось сказала: "*Я втратила себе*". Швидке прогресування симптомів призвело до її смерті лише через п'ять років. Заінтригований її випадком, Альцгеймер дослідив її мозок посмертно, наважившись зазирнути в глибини мозкової тканини.

Те, що він відкрив, було революційним. Мозок Августа був пронизаний бляшками і клубками - тими самими аміолоїдними бляшками і нейрофібрилярними клубками, які дослідники тепер пов'язують із хворобою. У 1906 році на конференції в Тюбінгені Альцгеймер представив свої висновки, висвітливши ці аномалії мозку і пов'язавши їх з деменцією.

Однак, незважаючи на це важливе відкриття, лише в 1970-х роках хвороба Альцгеймера була визнана основною причиною деменції. До цього деменція часто розглядалася як неминучий наслідок старіння. Саме з накопиченням доказів, розвитком методів нейровізуалізації та збільшенням тривалості життя різниця між нормальним старінням і хворобою Альцгеймера стала зрозумілою.

З роками науковий прогрес привів до кращого розуміння основних біологічних механізмів, генетичних та екологічних факторів ризику, а також клінічного перебігу захворювання. З'явилися нові теорії, були розроблені ліки та досліджені стратегії профілактики.

Сьогодні, більш ніж через століття після того, як хвороба Альцгеймера була вперше описана, ми перебуваємо на зорі безпрецедентної ери досліджень та інновацій. І хоча боротьба з хворобою залишається серйозним викликом, невтомні зусилля дослідників, лікарів та доглядальників дають надію на майбутнє, в якому хворобу Альцгеймера можна буде контролювати, якщо не викорінити.

Епідеміологія та поширеність

Епідеміологія, наука, яка вивчає фактори, що впливають на здоров'я і хвороби серед населення, дає нам панорамне уявлення про масштаби і поширення хвороби Альцгеймера в усьому світі. Поширеність хвороби Альцгеймера, зокрема, підкреслює не лише її поточний вплив на суспільство, але й виклики, з якими ми зіткнемося в майбутньому.

Хвороба Альцгеймера вражає десятки мільйонів людей у всьому світі. За оцінками, кожні три секунди хвороба розвивається в однієї людини. Хоча хвороба Альцгеймера є універсальною і вражає людей з усіх регіонів та етнічних груп, існують регіональні відмінності в поширеності. Ці відмінності можна пояснити генетичними, екологічними, культурними і навіть соціально-економічними факторами.

Збільшення тривалості життя, особливо в розвинених країнах, є одним з головних чинників зростання поширеності цього захворювання. Вік залишається найбільш значущим фактором ризику: ризик розвитку захворювання подвоюється кожні п'ять років після 65 років. Більше того, зі збільшенням чисельності населення похилого віку абсолютна кількість випадків захворювання зростатиме в геометричній прогресії. Деякі експерти прогнозують, що до 2050 року на хворобу Альцгеймера можуть захворіти понад 130 мільйонів людей у всьому світі.

Епідемія - це не лише явище розвинених країн. Країни з низьким та середнім рівнем доходу, де ресурси та інфраструктура для діагностики та лікування деменції часто обмежені, також переживають стрімке зростання випадків захворювання. У цих регіонах, на жаль, хвороба часто не діагностується, що призводить до додаткових проблем у сфері догляду та підтримки.

Крім того, існує різниця в поширеності між статями. Жінки частіше хворіють на хворобу Альцгеймера, ніж чоловіки. Хоча деякі теорії припускають, що жінки живуть довше, інші припускають, що певну роль можуть відігравати гормональні або генетичні відмінності.

Таким чином, епідеміологія хвороби Альцгеймера є відображенням змін у нашому суспільстві, викликів, пов'язаних зі старінням населення, і нагальної потреби в інноваційних рішеннях для профілактики, лікування та управління хворобою. У цьому контексті розуміння цифр і тенденцій є важливим не лише для дослідників і медичних працівників, а й для осіб, які приймають рішення, громад і сімей у всьому світі.

Прогресування та стадії захворювання

Хвороба Альцгеймера, через свою підступну природу та поступове прогресування, змушує людей, які страждають на неї, пройти довгий шлях, на якому кожна стадія має свої виклики, симптоми та потреби в догляді. Розуміння стадій хвороби має вирішальне значення для адаптації догляду, передбачення майбутніх потреб і надання найкращої підтримки пацієнтам та їхнім родинам протягом усього цього шляху.

1. Доклінічна стадія (безсимптомна)
Ще до появи перших симптомів у мозку відбуваються біологічні зміни. Завдяки розвитку технологій візуалізації мозку та аналізів крові стало можливим виявити ці ранні ознаки, такі як накопичення амілоїдних бляшок. Хоча людина може ще не мати когнітивних проблем, виявлення цієї ранньої стадії відкриває двері для профілактичних втручань або участі в клінічних випробуваннях.

2. Легке когнітивне зниження (MCI)
На цьому етапі симптоми стають помітними, але залишаються відносно незначними. Людина може відчувати періодичну втрату пам'яті, забувати слова або мати труднощі з виконанням певних завдань, які раніше були рутинними. Однак ці симптоми не

настільки серйозні, щоб заважати повсякденній діяльності, і не завжди розпізнаються як ознаки прогресування хвороби Альцгеймера.

3. Хвороба Альцгеймера в легкій формі (початкова стадія)
Проблеми стають більш очевидними і починають впливати на повсякденне життя. Підвищується забудькуватість, людина може загубитися, мати труднощі з управлінням фінансами або підтримкою розмови. Також можуть відбуватися особистісні зміни, такі як соціальна замкнутість або дратівливість.

4. Хвороба Альцгеймера помірної тяжкості (проміжна стадія)
Це найдовший і часто найскладніший етап. Когнітивні здібності продовжують погіршуватися. Людина може забувати важливі події у своєму житті, плутати членів сім'ї або потребувати допомоги у повсякденних справах, таких як одягання чи купання. Також можуть виникати мовні проблеми, порушення сну та непередбачувана поведінка.

5. Важка хвороба Альцгеймера (просунута стадія)
На цьому етапі залежність стає тотальною. Пам'ять значно погіршується, а спілкування стає вкрай обмеженим. З'являються фізичні ускладнення, такі як утруднене ковтання або втрата рухливості. Для забезпечення благополуччя пацієнта потрібен постійний контроль і догляд.

Кожна стадія хвороби Альцгеймера несе в собі унікальні виклики, але також і можливості для посилення підтримки, любові та розуміння людини, яка страждає на цю хворобу. Розуміння цих стадій дозволяє нам адаптувати наші втручання, передбачити потреби і запропонувати персоналізовану підтримку протягом усього цього випробування.

Розділ 2

ВІДДІЛЕННЯ АЛЬЦГЕЙМЕРА: СВІТ ПОЗАДУ

Специфіка відділення Альцгеймера

Коли йдеться про догляд за людьми з хворобою Альцгеймера, підхід не може бути універсальним. Прогресування та складність хвороби вимагають індивідуального, персоналізованого та багатовимірного реагування. Саме з цією метою були розроблені відділення для людей з хворобою Альцгеймера, які пропонують інфраструктуру, філософію догляду та експертизу, спеціально присвячені цьому захворюванню.

1. Дизайн і навколишнє середовище
Відділення для людей з хворобою Альцгеймера - це насамперед місце, призначене для комфорту та безпеки мешканців. Тут зведено до мінімуму подразники, які можуть викликати розгубленість або збудження. Дизайн інтуїтивно зрозумілий, з чітко визначеними шляхами, заспокійливими кольорами, відповідним освітленням і чіткими вивісками, що допомагають орієнтуватися. Крім того, можна інтегрувати безпечні відкриті зони, такі як терапевтичні сади, що дають мешканцям можливість насолоджуватися природою, перебуваючи в безпеці.

2. Особистісно-орієнтований підхід
На відміну від універсального підходу, кожен план догляду розробляється з урахуванням індивідуальних особливостей людини. При цьому враховується історія життя пацієнта, його уподобання, потреби та залишкові здібності. Визнаючи, що за хворобою стоїть людина, відділення Альцгеймера прагне підтримувати повагу, гідність і благополуччя кожного мешканця.

3. Мультидисциплінарна команда
Фахівці цих відділень мають спеціальну підготовку з догляду за хворими на хворобу Альцгеймера. Вони варіюються від медсестер і помічників по догляду до ерготерапевтів, психологів, нейропсихологів і

фізіотерапевтів. Кожен з них застосовує свій власний досвід у наданні комплексної допомоги, одночасно вирішуючи когнітивні, фізичні та емоційні симптоми.

4. Немедикаментозні методи лікування
Окрім медикаментозного лікування, відділення Альцгеймера фокусується на немедикаментозних втручаннях, щоб збагатити життя пацієнтів і полегшити симптоми. Це може бути музична терапія, арт-терапія, анімалотерапія, а також методи релаксації та медитації.

5. Підтримка сімей
Хвороба Альцгеймера впливає не лише на саму людину, а й на тих, хто її оточує. Відділення Альцгеймера часто пропонують інформаційні сесії, групи підтримки та консультації, щоб допомогти сім'ям зрозуміти, адаптуватися та підтримати своїх близьких протягом хвороби.

Специфіка відділення для людей з хворобою Альцгеймера полягає в інтегративному, орієнтованому на людину підході, пропонуючи середовище і втручання, адаптовані до складності цього захворювання. Його метою є не лише забезпечення добробуту хворих, але й підтримка, навчання та співпраця з сім'ями, щоб запропонувати найкращу якість життя для кожного мешканця.

Особливі проблеми догляду за хворими у відділенні для хворих на Альцгеймера

Догляд за пацієнтами з хворобою Альцгеймера в спеціалізованих відділеннях, хоча і спрямований на оптимізацію благополуччя та безпеки, пов'язаний з певними труднощами та викликами. Ці виклики відображають складнощі, притаманні самому захворюванню, а також соціальні, інституційні та особисті виклики, з якими стикаються особи, що здійснюють догляд за пацієнтами.

1. Складна поведінка
Поведінкові проблеми, такі як збудження, агресія, блукання та порушення сну, часто зустрічаються у людей з хворобою Альцгеймера. Така поведінка може бути стресовою і складною для доглядачів, що вимагає від них емпатійного, адаптивного, а іноді й творчого підходу для ефективного реагування.

2. Порушення комунікації
З прогресуванням хвороби здатність пацієнта до спілкування погіршується, що ускладнює розуміння його потреб і передачу інформації. Для доглядальників це означає розвиток навичок невербальної комунікації та вміння "читати" тонкі підказки в поведінці пацієнта.

3. Вигорання
Догляд за хворими на хворобу Альцгеймера є емоційно та фізично складним. Повторюваність, емоційний тягар погіршення стану пацієнта та необхідність постійної уваги можуть призвести до вигорання серед тих, хто доглядає за ним.

4. Навчання та спеціальні навички
Не всі медичні працівники однаково підготовлені для задоволення специфічних потреб пацієнтів з хворобою Альцгеймера. Спеціалізовані підрозділи потребують постійного навчання та оновлення для забезпечення оптимального догляду.

5. Етичні питання
У сфері охорони здоров'я часто виникають етичні питання. Ці питання можуть стосуватися фізичного або хімічного стримування, поваги до автономії пацієнта у прийнятті медичних рішень або управління ситуаціями, коли безпека пацієнта конфліктує з його індивідуальними правами.

6. Підтримка сім'ї
Сім'ї, часто пригнічені прогресуванням хвороби їхніх близьких, шукають підтримки, інформації, а іноді й порад у прийнятті складних рішень. Задоволення цих потреб під час надання безпосереднього догляду може бути складним завданням.

7. Ресурси та фінансування
Спеціалізований догляд є дорогим. Заклади стикаються з бюджетним тиском, необхідністю утримувати достатню кількість кваліфікованого персоналу та забезпечувати відповідні приміщення і обладнання.

8. Догляд, що постійно розвивається
З розвитком досліджень можуть з'являтися нові підходи, методи лікування та ліки. Підрозділи повинні залишатися в авангарді цих розробок, щоб пропонувати найкращу можливу допомогу.

Хоча відділення для людей з хворобою Альцгеймера є важливою відповіддю на потреби людей, які живуть з цією хворобою, вони також створюють низку проблем. Визнання, розуміння і робота над цими проблемами має вирішальне значення для забезпечення якісного догляду, підтримки опікунів і надання пацієнтам якомога більш повноцінного життя, незважаючи на хворобу.

Важливість відповідного середовища

Догляд за людьми з хворобою Альцгеймера базується не лише на медичних чи терапевтичних втручаннях. Фізичне середовище, в якому живуть пацієнти, відіграє вирішальну роль у їхньому добробуті, безпеці та, ширше, в якості їхнього повсякденного життя. Відповідне середовище може значно зменшити деякі симптоми хвороби і допомогти хворому процвітати.

1. Безпека та запобігання ризикам
Когнітивні порушення можуть зробити людей більш вразливими до нещасних випадків. Відповідне середовище мінімізує ці ризики, усуваючи перешкоди, роблячи безпечними зони підвищеного ризику, такі як сходи або ванна кімната, забезпечуючи достатнє освітлення для запобігання падінням і встановлюючи попереджувальні пристрої.

2. Керівництво та автономія
Дезорієнтація є поширеним явищем серед людей з хворобою Альцгеймера. Чіткий, розбірливий дизайн полегшує орієнтацію: використання контрастних кольорів, простих вивісок, чітко окреслених просторів і знайомих орієнтирів. Все це допомагає людям пересуватися з більшою незалежністю та впевненістю.

3. Контрольована стимуляція
Занадто багато подразників може викликати розгубленість або збудження. Важливо дотримуватися балансу: спокійне середовище, заспокійливі кольори, контрольована акустика, а також зони, де людина може взаємодіяти, наприклад, сенсорний сад або зони, призначені для занять.

4. Спогади та спадкоємність
Включення знайомих або пам'ятних речей з минулого може стати для хворої людини "якорем": сімейні фотографії, предмети побуту, улюблена музика. Ці точки відліку можуть заспокоїти, запевнити і допомогти відновити зв'язок зі спогадами.

5. Гнучкість
Прогресування хвороби коливається і відрізняється від людини до людини. Відповідне середовище - це середовище, яке може розвиватися відповідно до мінливих потреб пацієнта, чи то в плані мобільності, когнітивних здібностей або поведінки.

6. Соціальні простори
Хвороба Альцгеймера може призвести до ізоляції. Простір, призначений для спілкування, заохочує

взаємодію з іншими мешканцями, персоналом чи родиною. Ці простори сприяють формуванню почуття приналежності та допомагають підтримувати соціальні навички.

7. Близько до природи
Численні дослідження довели користь контакту з природою для психологічного благополуччя. Захищені сади, внутрішні дворики або навіть просто вид на зелені насадження можуть позитивно впливати на настрій і зменшувати проблемну поведінку.

8. Підтримка сім'ї та опікунів
Добре продумане середовище також полегшує роботу доглядальників, зменшуючи ризики та сприяючи кращому догляду. Крім того, можна виділити окремі зони, де сім'ї зможуть проводити якісний час зі своїми близькими.

Важливість відповідного середовища при хворобі Альцгеймера не можна недооцінювати. Це більше, ніж просто середовище проживання, це терапевтичний інструмент, спрямований на максимальне покращення добробуту та гідності кожної людини, а також на підтримку тих, хто за нею доглядає.

Розділ 3

ВАЖЛИВА РОЛЬ МЕДСЕСТРИ

Покликання, зосереджене на людях

За кожним діагнозом хвороби Альцгеймера стоїть людина з власною історією, мріями, радощами, страхами та прагненнями. Лікування хвороби Альцгеймера - це не просто медичний підхід, сфокусований на хворобі, а підхід, рішуче орієнтований на людину. Ця перспектива підкреслює гідність і внутрішню цінність кожної людини, яка виходить далеко за рамки симптомів хвороби.

1. Визнання унікальності
Кожна людина з хворобою Альцгеймера унікальна. Її досвід, стосунки та пристрасті формують призму, через яку вона сприймає світ і взаємодіє з ним. Тому замість того, щоб бачити пацієнта, доглядачі прагнуть побачити багате і повноцінне життя.

2. Слухання та спілкування
Навіть якщо хвороба впливає на здатність спілкуватися, це не означає, що людині нема чого сказати. Активно слухати, звертати увагу на те, що залишилося недомовленим, прагнути зрозуміти за межами слів - означає поважати голос і бажання людини, яка хворіє.

3. Право на автономію
Важливо якомога довше давати людині можливість приймати рішення щодо свого життя та догляду за собою. Це може стосуватися повсякденного вибору, наприклад, що вдягнути, або більш суттєвих рішень щодо лікування.

4. Збереження ідентичності
Хвороба Альцгеймера може погіршити пам'ять і самосприйняття, але це не означає, що людина втрачає свою ідентичність. Доглядачі повинні намагатися нагадати і зміцнити цю ідентичність, чи то через розповіді, фотографії, музику або інші спогади.

5. Відносини та людські зв'язки
Соціальні зв'язки залишаються надзвичайно важливими. Розвивати стосунки і заохочувати взаємодію з родиною, друзями і навіть іншими мешканцями означає давати людям можливість відчувати, любити і бути коханими.

6. Повага та гідність
Незважаючи на виклики, пов'язані з хворобою, кожна людина заслуговує на повагу та гідність у всіх аспектах догляду за нею. Це означає піклування про людину як про цілісну особистість, враховуючи її фізичні, емоційні, соціальні та духовні потреби.

7. Цілісний підхід
Особистісно-орієнтований догляд охоплює всі аспекти людської істоти. Вона передбачає не лише лікування симптомів, але й живлення розуму, стимулювання почуттів, заспокоєння емоцій та заохочення до соціальної взаємодії.

Особистісно-орієнтований підхід до догляду за хворими на хворобу Альцгеймера є етичним і людським імперативом. Він визнає і цінує людяність кожної людини, гарантуючи, що, незважаючи на прогресування хвороби, світло особистості продовжує сяяти з гідністю, повагою і любов'ю.

Комунікаційні техніки з пацієнтом з хворобою Альцгеймера

Спілкування з людиною, яка страждає на хворобу Альцгеймера, може бути складним через когнітивні порушення, пов'язані з цим захворюванням. Однак ефективна комунікація має важливе значення для розуміння потреб пацієнта, забезпечення комфорту та підтримання значущих стосунків. Пропонуємо кілька прийомів, які допоможуть полегшити спілкування з пацієнтами з хворобою Альцгеймера:

1. Налаштуйтеся на спокій і терпіння
Завжди починайте розмову в спокійному тоні. Ваш спокій може допомогти зменшити тривогу чи розгубленість пацієнта.

2. Встановіть зоровий контакт
Перш ніж говорити, переконайтеся, що ви встановили зоровий контакт. Це привертає увагу співрозмовника і зміцнює зв'язок між вами.

3. Використовуйте просту мову
Використовуйте короткі, прості речення, уникаючи складних фраз. Ставте прямі запитання, які вимагають короткої відповіді, наприклад, "Хочете *чаю?*", а не відкриті запитання.

4. Уникайте відволікаючих чинників
Мінімізуйте фоновий шум та інші відволікаючі фактори під час спілкування. Це може включати зменшення гучності на телевізорі або вибір тихого середовища.

5. Використання невербальної мови
Мова тіла, міміка і дотики іноді можуть сказати більше, ніж слова. Підбадьорлива посмішка або ніжна рука на плечі можуть запропонувати комфорт і розуміння.

6. Перевіряти, а не виправляти
Якщо у пацієнта виникають спогади, які здаються йому неточними, або він відчуває галюцинації, часто корисніше підтвердити його почуття, а не виправляти їх. Наприклад, замість того, щоб сказати: "*Твоя мати померла дуже давно*", ви можете сказати: "*Розкажи мені більше про свою матір*".

7. Активно слухати
Покажіть, що ви слухаєте і що вам не байдуже, про що вони говорять, навіть якщо це може здатися плутаниною або важким для сприйняття. Простий факт того, що вас почули, може мати величезний вплив на самопочуття пацієнта.

8. Повторіть або перефразуйте за необхідності
Якщо пацієнт здається розгубленим, м'яко повторіть або перефразуйте своє запитання чи твердження.
9. Використовуйте наочні посібники
Фотографії, знайомі предмети або інші візуальні засоби можуть допомогти стимулювати пам'ять або полегшити розуміння.
10. Збереження гідності
Навіть якщо спілкування стає складним, важливо ставитися до людини з хворобою Альцгеймера з повагою та гідністю. Не говоріть про них так, ніби їх не існує, і не інфантилізуйте їх.
11. Згадати хороші часи
Пригадування приємних спогадів або особливих моментів може створити зв'язок і сприяти позитивному спілкуванню.
12. Налаштуйте по ходу справи
Здатність пацієнта з хворобою Альцгеймера до спілкування може змінюватися від дня до дня. Будьте гнучкими та адаптуйтеся до стану пацієнта на даний момент.

Головне - підходити до спілкування з емпатією, терпінням і відкритістю. Незважаючи на те, що хвороба Альцгеймера може погіршити здатність до спілкування, фундаментальна потреба у зв'язку, розумінні та повазі залишається.

Специфічні методи лікування та стандартні процедури

Догляд за пацієнтами з хворобою Альцгеймера не обмежується усуненням когнітивних симптомів захворювання. Догляд є багатовимірним і охоплює фізичні, емоційні, соціальні, а іноді й духовні потреби пацієнта. У відділеннях для пацієнтів з хворобою

Альцгеймера зазвичай застосовуються такі специфічні методи догляду та процедури:

1. Регулярне когнітивне оцінювання
Прогресування захворювання контролюється шляхом повторних когнітивних оцінок, часто з використанням стандартизованих інструментів.

2. Управління медикаментозним лікуванням
Поліпрагмазія (вживання численних ліків) є поширеним явищем серед людей похилого віку. Важливо контролювати препарати, які використовуються для лікування симптомів хвороби Альцгеймера та інших супутніх захворювань.

3. Догляд за шкірою
Пацієнти можуть бути менш рухливими, що підвищує ризик виникнення пролежнів. Регулярно приділяється увага стану шкіри, частій зміні положення та використанню зволожуючих або захисних засобів.

4. Харчування та гідратація
Хвороба Альцгеймера може порушити відчуття голоду або спраги. Доглядачі допомагають з годуванням, контролюють споживання їжі та рідини, а також можуть використовувати спеціалізовані дієти або харчові добавки.

5. Немедикаментозні методи лікування
Такі втручання, як музична терапія, арт-терапія або анімалотерапія, можуть бути корисними для настрою, пізнання та загального благополуччя.

6. Щоденний гігієнічний догляд
Це включає купання, догляд за волоссям, чищення зубів і стрижку нігтів. Ці процедури є важливими не лише для фізичного здоров'я, але й для особистої гідності.

7. Фізіотерапія та фізичні вправи
Підтримання рухливості та сили може допомогти запобігти падінню та покращити якість життя. Вправи можна адаптувати до здібностей кожної людини.

8. Догляд наприкінці життя
По мірі прогресування хвороби, обговорення та догляд, зосереджені на комфорті, болю та вподобаннях наприкінці життя, набувають першочергового значення.

9. Психосоціальна підтримка
Соціальний працівник або психолог відділення може надати емоційну підтримку пацієнту та його родині, допомагаючи впоратися з психологічними проблемами, пов'язаними з хворобою.

10. Профілактика та управління проблемною поведінкою
Поширеними можуть бути такі форми поведінки, як збудження, агресія або блукання. Втручання включають немедикаментозні стратегії, модифікацію середовища та, за необхідності, медикаментозне лікування.

11. Стимулювання діяльності
Адаптовані щоденні заняття, такі як садівництво, пазли або читання, можуть допомогти стимулювати пізнання і дати відчуття мети.

12. Навчання та підтримка сімей
Сім'ї часто проходять тренінги про хворобу, про те, як ефективно спілкуватися і як справлятися з проблемами в домашніх умовах.

Оскільки кожен пацієнт унікальний, ключем до ефективного догляду у відділенні для людей з хворобою Альцгеймера є індивідуальний, адаптивний та емпатичний підхід. Персонал тісно співпрацює, щоб забезпечити комплексний догляд, який охоплює всі аспекти здоров'я і благополуччя пацієнта.

Розділ 4

МІЖДИСЦИПЛІНАРНА СПІВПРАЦЯ

Робота з різноманітною медичною командою

Робота у відділенні для пацієнтів з хворобою Альцгеймера вимагає мультидисциплінарного підходу. Кожен член команди відіграє важливу роль у загальному догляді за пацієнтом, а ефективна співпраця між спеціалістами забезпечує якісну допомогу. Давайте подивимося на динаміку роботи в різнопрофільній медичній команді у відділенні для пацієнтів з хворобою Альцгеймера:

1. Склад команди
Типова команда у відділенні для людей з хворобою Альцгеймера зазвичай складається з :
- **Лікарі**: геріатри або неврологи, що спеціалізуються на лікуванні нейродегенеративних розладів.
- **Медсестри**: вони часто є першою ланкою медичної допомоги, надаючи безпосередній догляд, вводячи ліки та контролюючи загальний стан пацієнта.
- **Асистенти по догляду**: Вони надають необхідну допомогу в повсякденних справах, таких як гігієна, харчування та пересування.
- **Психологи або психіатри**: вони надають підтримку в подоланні емоційних і поведінкових проблем, пов'язаних із захворюванням.
- **Терапевти**: Фізіотерапевти, ерготерапевти, логопеди та інші, які пропонують індивідуальні методи лікування.
- **Соціальні працівники**: вони пропонують підтримку сім'ям і скеровують їх до відповідних ресурсів або служб.

- **Дозвіллєвий персонал**: планує та реалізує відповідні заходи для стимулювання та залучення пацієнтів.

2. Відкрита комунікація

Чітке та відкрите спілкування між членами команди має важливе значення для забезпечення послідовності надання допомоги. Регулярні зустрічі команди дають можливість обговорити проблеми, плани догляду та останні новини про стан пацієнтів.

3. Взаємодоповнюючі ролі

Кожен фахівець привносить в роботу свій особливий досвід, а взаємне визнання цих навичок сприяє цілісному догляду за пацієнтами.

4. Подальше навчання

Швидкий розвиток знань про хворобу Альцгеймера вимагає постійного навчання команди. Тренінги, семінари та конференції необхідні для того, щоб тримати команду в курсі подій.

5. Управління конфліктами

Як і в будь-якій команді, можуть виникати розбіжності. Проактивне управління конфліктами, засноване на взаємній повазі та вмінні слухати, має вирішальне значення.

6. Емоційна підтримка всередині команди

Робота у відділенні для людей з хворобою Альцгеймера може бути емоційно складною. Тому життєво важливо мати механізми підтримки для фахівців, чи то у формі дебрифінгів, супервізії або порад.

7. Залучення сім'ї

Медична команда тісно співпрацює з родинами, часто розглядаючи їх як "партнерів по догляду". Така співпраця дає можливість отримати цінну інформацію про пацієнта та запропонувати родині відповідну підтримку.

Успіх догляду у відділеннях для пацієнтів з хворобою Альцгеймера залежить від згуртованої команди, де кожного члена цінують за його знання та досвід. Гармонійна співпраця гарантує, що кожен аспект здоров'я і благополуччя пацієнта враховується, забезпечуючи найкращий можливий догляд.

Важливість співпраці для комплексного догляду

Через свою складність і багатогранність хвороба Альцгеймера вимагає спільного підходу для надання цілісної та ефективної допомоги. Ця співпраця виходить за рамки простої професійної взаємодії і стає основою терапевтичного підходу. Ось чому співпраця є настільки важливою:

1. Складність захворювання
Хвороба Альцгеймера - це більше, ніж просто проблеми з пам'яттю. Вона впливає на поведінку, емоції, спілкування, моторику та багато іншого. Щоб задовольнити цей широкий спектр потреб, необхідна мультидисциплінарна команда.

2. Інтегрований дизайн догляду
Догляд за пацієнтами з хворобою Альцгеймера не може бути сегментованим. Втручання одного фахівця може вплинути на інший аспект благополуччя пацієнта. Наприклад, зміна ліків може вплинути на здатність пацієнта брати участь у фізичній терапії. Співпраця гарантує, що ці взаємозалежні наслідки будуть враховані.

3. Повна перспектива пацієнта
У той час як невролог може зосередитися на неврологічному прогресуванні захворювання, соціальний працівник може надати інформацію про соціальні та сімейні проблеми, з якими стикається пацієнт. Разом ці різні точки зору забезпечують цілісне розуміння ситуації пацієнта.

4. Безперервність догляду
Постійна комунікація та співпраця між фахівцями забезпечує безперервність і послідовність догляду, без дублювання та прогалин.

5. Підвищення терапевтичної ефективності
Коли терапевти, медсестри, лікарі та інші фахівці працюють пліч-о-пліч, втручання можна гармонізувати, щоб максимізувати їхній вплив. Наприклад, сеанс ерготерапії можна спланувати в синергії з режимом прийому ліків пацієнта, щоб оптимізувати його увагу та концентрацію.

6. Взаємна підтримка
Догляд за пацієнтами з хворобою Альцгеймера може бути емоційно складним. Тісна співпраця дозволяє членам команди підтримувати один одного, ділитися проблемами та успіхами.

7. Освіта та навчання
Команда, що співпрацює, пропонує можливості для взаємного навчання. Медсестри можуть дізнатися більше про новітні терапевтичні втручання, а терапевти - краще зрозуміти медичні наслідки лікування.

8. Залучення сім'ї та друзів
Сім'я та друзі є ключовими партнерами у догляді. Враховуючи їхні спостереження, занепокоєння та потреби у спільному плані догляду, команда може

запропонувати більш персоналізований та чутливий догляд.

Співпраця - це не просто корисний аспект догляду у відділенні для пацієнтів з хворобою Альцгеймера, вона є абсолютно життєво необхідною. Тільки тісна і гармонійна співпраця може гарантувати, що кожен аспект життя пацієнта буде врахований, оцінений і забезпечений найкращим чином.

Ключові гравці: психологи, фізіотерапевти, ерготерапевти тощо.

У відділенні для пацієнтів з хворобою Альцгеймера працюють різні фахівці, кожен з яких робить свій внесок у певний аспект догляду. Разом вони формують злагоджену команду, орієнтовану на благополуччя та якість життя пацієнтів. Дізнайтеся більше про ролі та внесок цих ключових гравців.

1. Психологи
    - **Роль**: Психологи надають емоційну та поведінкову підтримку пацієнтам та їхнім родинам.
        - Внесок
        - Оцінка когнітивних розладів та пов'язаних з ними дефіцитів.
        - Впровадження стратегій управління поведінковими та психологічними симптомами деменції.
        - Надання психолого-педагогічної підтримки сім'ям та близьким.
        - Проведення воркшопів або груп підтримки.

2. Фізіотерапевти (або фізіотерапевти)
    - **Роль**: Ці фахівці працюють над мобільністю, силою та рівновагою пацієнтів.

- Внесок
- Оцінка мобільності та фізичних функцій.
- Розробка індивідуальних програм вправ для підтримки або покращення м'язової сили та координації.
- Профілактика падінь та навчання безпеці.
- Надання лікування для усунення болю або скутості в суглобах.

3. Ерготерапевти
  - **Роль**: ерготерапевти допомагають пацієнтам зберегти або відновити незалежність у повсякденному житті.
    - Внесок
    - Оцінка функціональних можливостей пацієнта в навколишньому середовищі.
    - Пропонувати модифікації навколишнього середовища для сприяння незалежності та безпеці.
    - Навчання компенсаторним стратегіям для полегшення повсякденних завдань.
    - Оцінка та адаптація технічних засобів.

4. Логопеди
  - **Роль**: Логопеди зосереджуються на розладах комунікації та ковтання.
    - Внесок
    - Оцінка порушень мови, мовлення та ковтання.
    - Розробка реабілітаційних програм і стратегій для покращення або підтримки комунікативних навичок.
    - Поради щодо засобів комунікації та тренінгів для родичів.

5. Соціальні працівники
  - **Роль**: Надають підтримку пацієнтам та їхнім сім'ям, допомагаючи їм орієнтуватися в системі

охорони здоров'я та отримувати доступ до ресурсів.
- Внесок
- Оцінка соціальних та сімейних потреб.
- Перенаправлення до відповідних ресурсів або служб.
- Підтримка в адміністративних та юридичних процедурах, пов'язаних з хворобою.

6. Дієтологи
- **Роль**: Дієтологи оцінюють та консультують пацієнтів щодо їхніх потреб у харчуванні.
  - Внесок
  - Оцінка харчових звичок та стану харчування.
  - Розробка відповідних дієт.
  - Просвітницька робота з пацієнтами та їхніми сім'ями щодо харчування.

Ці професіонали з їхніми спеціальними навичками покращують загальний рівень догляду, що надається у відділеннях для пацієнтів з хворобою Альцгеймера. Їхня співпраця має важливе значення для задоволення складних і взаємозалежних потреб пацієнтів, гарантуючи послідовний, особистісно-орієнтований і належний догляд.

Розділ 5

ТЕРАПЕВТИЧНИЙ ПІДХІД: ЗА МЕЖАМИ НАРКОТИКІВ

Немедикаментозні методи лікування та їх ефективність

З огляду на складність і прогресування хвороби Альцгеймера, нефармакологічні підходи відіграють життєво важливу роль. Ці втручання спрямовані на поліпшення якості життя, уповільнення когнітивного зниження та управління поведінковими і психологічними симптомами, пов'язаними з хворобою. Нижче наведено огляд деяких з цих методів лікування та їхньої ефективності.

1. Когнітивно-поведінкова терапія (КПТ)
    - **Опис**: Це форма психотерапії, спрямована на зміну негативних моделей мислення та поведінки.
    - **Ефективність**: КПТ може допомогти впоратися з тривогою, депресією та певними проблемними формами поведінки, пов'язаними з деменцією.
2. Когнітивна стимуляція
    - **Опис**: охоплює різноманітні види діяльності, спрямовані на стимулювання розумової діяльності.
    - **Ефективність**: когнітивна стимуляція продемонструвала скромні, але значні покращення загального когнітивного функціонування людей з хворобою Альцгеймера.
3. Музична терапія
    - **Опис**: Використання музики для пробудження спогадів, емоцій та взаємодії.
    - **Ефективність**: Музика може зменшити симптоми збудження, тривоги і депресії, покращуючи настрій і соціальне самопочуття.
4. Анімалотерапія
    - **Опис**: Інтеграція тварин, зазвичай собак або котів, як частина терапевтичної допомоги.

- **Ефективність**: Цей підхід асоціюється зі зниженням збудження, агресії та депресії.
5. Терапія орієнтації на реальність
    - **Опис**: Техніка, яка прагне прив'язати людей до часу, місця і людини.
    - **Ефективність**: може покращити усвідомлення реальності, емоційний стан та певні аспекти когнітивного функціонування.
6. Валідаційна терапія
    - **Опис**: Підхід, який прагне підтвердити почуття і досвід людей з хворобою Альцгеймера, навіть якщо вони не відповідають об'єктивній реальності.
    - **Ефективність**: Може зменшити стрес і хвилювання та покращити комунікацію.
7. Арт-терапія
    - **Опис**: Використання різних видів мистецтва як засобу вираження.
    - **Ефективність**: Сприяє емоційному самовираженню, зменшує збудження і може підвищити самооцінку.
8. Фізична активність та фізичні вправи
    - **Опис**: програми вправ, адаптовані для покращення сили, рівноваги та мобільності.
    - **Ефективність**: може сповільнити зниження когнітивних функцій, покращити настрій та зменшити ризик падінь.
9. Світлотерапія
    - **Опис**: Вплив інтенсивного світла для регулювання циклу сну і неспання.
    - **Ефективність**: може покращити розлади сну та нічне збудження.

Хоча ці методи лікування продемонстрували переваги для багатьох пацієнтів, важливо зазначити, що їхня ефективність варіюється від людини до людини. Ключовим моментом є індивідуальний підхід, пристосований до конкретних потреб та вподобань кожного пацієнта. Поєднання фармакологічних і нефармакологічних втручань часто є найбільш корисним для цілісного вирішення проблем, пов'язаних з хворобою Альцгеймера.

Музика та арт-терапія та інші інноваційні методи

У світі догляду за людьми з хворобою Альцгеймера з'явилася низка інноваційних методів лікування, які відходять від традиційних підходів, пропонуючи альтернативні та збагачуючі способи комунікації та самовираження. Ці методи, з їхнім акцентом на творчість і почуття, здатні глибоко зачепити пацієнтів, часто там, де одні лише слова можуть виявитися недостатніми.

Музична терапія
- **Опис**: Музична терапія використовує музику для задоволення фізичних, емоційних, когнітивних і соціальних потреб. Вона може включати прослуховування, створення або рух у ритмі.
    - Переваги :
    - Покращення пізнання та пам'яті.
    - Зменшення збудженої або агресивної поведінки.
    - Стимуляція глибоких емоційних спогадів.
    - Зміцнення соціальних зв'язків та взаємодії.

Арт-терапія
- **Опис**: Арт-терапія пропонує пацієнтам засоби візуального вираження, часто через малюнок, живопис або скульптуру.
    - Переваги :
    - Покращення комунікації та емоційного вираження.
    - Покращення спритності та координації.

- Дає відчуття досягнення та самоповаги.
- Заспокійливо відволікає від симптомів і стресу.

Рухова і танцювальна терапія
- **Опис**: Ця модальність заохочує тілесний рух як засіб самовираження та самопочуття.
  - Переваги :
  - Покращення мобільності та координації.
  - Зміцнення серцево-судинної системи.
  - Підвищення емоційного благополуччя та зменшення стресу.
  - Заохочує до соціалізації та співпраці.

Ароматерапія
- **Опис**: Ароматерапія використовує ефірні олії для стимуляції почуттів і розслаблення.
  - Переваги :
  - Може зменшити збудження та тривогу.
  - Сприяє кращому сну.
  - Може покращити настрій та енергію.

Садівнича терапія
- **Опис**: Терапевтичне садівництво передбачає посадку та догляд за рослинами.
  - Переваги :
  - Сприяє розвитку дрібної моторики та координації.
  - Відчуття зв'язку з природою.
  - Сприяє розслабленню та зменшенню стресу.

Терапія віртуальної реальності
- **Опис**: Використання технологій для створення захоплюючого та стимулюючого середовища.
  - Переваги :
  - Може допомогти пережити та когнітивно стимулювати.
  - Забезпечує збагачуючий та розважальний досвід.
  - Заохочує до досліджень і відкриттів.

Кожен з цих методів пропонує унікальний і специфічний підхід до потреб пацієнтів з хворобою Альцгеймера. Ключовим моментом є гнучкість і адаптивність: кожен пацієнт унікальний, і те, що працює для одного, може не працювати для іншого. Ці методи лікування, завдяки своїй цілісній та особистісно-орієнтованій природі, дозволяють забезпечити індивідуальний догляд, який цінує та відзначає кожну людину, незважаючи на виклики, пов'язані з хворобою.

Когнітивна стимуляція: ігри, вправи та техніки

Когнітивна стимуляція відіграє вирішальну роль у догляді за людьми з хворобою Альцгеймера. Вона спрямована на підтримку та покращення когнітивних функцій, зменшення когнітивного зниження та сприяння покращенню якості життя. Цей комплекс заходів спрямований на залучення та виклик розуму, зосереджуючись на збережених здібностях, а не на дефіциті.

1. Ігри на пам'ять
   - **Приклади**: карткові ігри, ігри на пам'ять, ігри на асоціації.
   - **Мета: Розвивати** короткочасну пам'ять, увагу та зорове розпізнавання.
2. Головоломки та брейн-ринги
   - **Приклади**: прості пазли з великими деталями, логічні ігри.
   - **Мета**: Розвивати навички вирішення проблем, дрібну моторику та зорово-моторну координацію.
3. Мистецька діяльність
   - **Приклади**: малювання, живопис, ліплення.

- **Мета:** Заохочувати творчість, емоційне вираження та спритність.
4. Вправи на читання та письмо
    - **Приклади**: читання вголос, письмо в газетах, розгадування простих кросвордів.
    - **Мета:** підтримувати мову, розуміння та письмове мовлення.
5. Словесні та настільні ігри
    - **Приклади**: Скрабл, Бінго, загадки.
    - **Мета:** Стимулювати словниковий запас, критичне мислення та соціалізацію.
6. Музична діяльність
    - **Приклади**: спів, прослуховування знайомих пісень, використання простих інструментів.
    - **Мета**: Зміцнити пам'ять, емоційну експресію та координацію.
7. Щадні фізичні вправи
    - **Приклади**: тай-чи, йога, піші прогулянки.
    - **Мета:** покращити координацію, силу, рівновагу та загальне самопочуття.
8. Повсякденна життєдіяльність (ADL)
    - **Приклади**: складання білизни, накривання на стіл, робота в саду.
    - **Мета**: Підтримувати незалежність, дрібну моторику та почуття досягнення.
9. Сенсорна діяльність
    - **Приклади**: сенсорні набори, сенсорні сумки, ароматерапія.
    - **Мета**: Стимулювати органи чуття, сприяти релаксації та усвідомленню навколишнього середовища.
10. Використання технологій
    - **Приклади**: додатки для планшетів, адаптовані відеоігри, віртуальна реальність.
    - **Мета:** запропонувати різноманітні когнітивні завдання, покращити координацію та візуальне розпізнавання.

Успіх цих заходів залежить від їх адаптивності. Підхід має бути індивідуальним, з урахуванням когнітивного рівня, інтересів і здібностей кожної людини. Крім того, важлива регулярність: регулярна когнітивна стимуляція може принести довготриваліші та суттєвіші переваги. Нарешті, дуже важливо, щоб ці заходи проводилися в заохочувальному середовищі, де святкуються успіхи, а труднощі вирішуються з терпінням і розумінням.

Розділ 6

УПРАВЛІННЯ ПОВЕДІНКОВИМИ СИМПТОМАМИ

Розуміння поведінкові прояви

У людей з хворобою Альцгеймера можуть відбуватися зміни в поведінці, які часто є непередбачуваними, що робить їх лікування більш складним. На ці поведінкові прояви впливає комбінація факторів, пов'язаних як із самою хворобою, так і з досвідом пацієнта та його оточенням. Розуміння такої поведінки є важливим для надання відповідної та емпатичної допомоги.

1. Агітація
Збудження може проявлятися у вигляді повторюваних рухів, підвищеної тривожності або опору догляду.
- **Можливі причини**: біль, дискомфорт, втома, надмірна стимуляція, розчарування, зміни в навколишньому середовищі.
- **Рекомендований підхід**: Визначте та усуньте основну причину, запропонуйте заспокійливі заходи, уникайте надмірної стимуляції, використовуйте заспокійливе спілкування.

2. Агресія
Це можуть бути крики, різкі жести або навіть акти насильства.
- **Можливі причини**: біль, страх, розчарування, відчуття нерозуміння.
- **Рекомендований підхід**: спокійно оцінити ситуацію, забезпечити безпеку всіх, використовувати методи деескалації, уникати конфронтації.

3. Повторити.
Постійне повторення фраз, запитань чи дій - звичайна справа.
- **Можливі причини:** короткочасна втрата пам'яті, потреба в структурі, тривога.

- **Рекомендований підхід**: Давати короткі, заспокійливі відповіді, відволікати увагу, використовувати візуальні нагадування.

4. Блукання
Може здатися, що людина безцільно блукає.
- **Можливі причини**: дезорієнтація, пошук чогось або когось, потреба у фізичних навантаженнях.
- **Рекомендований підхід**: Забезпечити безпечне середовище, запропонувати структуровані заходи, використовувати захисні пристрої.

5. Реакції на галюцинації або марення
Пацієнт може сприймати речі, яких насправді немає.
- **Можливі причини**: зміни в головному мозку, побічні ефекти ліків, інфекції.
- **Рекомендований підхід**: не сперечайтеся про реальність, заспокойте, оцініть медикаменти та загальний стан здоров'я.

6. Небажання піклуватися
Опір або відмова від певних дій, таких як відвідування туалету або перевдягання, є поширеним явищем.
- **Можливі причини**: біль, страх, втрата гідності, втрата розуміння необхідних кроків.
- **Рекомендований підхід**: Спростіть рутину, заохочуйте автономію, пропонуйте вибір, використовуйте прогресивний підхід.

7. Порушення сну
Можуть відбуватися зміни в режимі сну, наприклад, нічне неспання.
- **Можливі причини**: тимчасова дезорієнтація, побічні ефекти ліків, недостатня фізична активність.

- **Рекомендований підхід**: встановити режим сну, обмежити денний сон, забезпечити комфортне середовище для сну.

8. Соціальне привласнення
Може мати місце така поведінка, як роздягання на людях або недоречні коментарі.
- **Можливі причини**: втрата гальмування, сплутаність свідомості, фізичний дискомфорт.
- **Рекомендований підхід**: Реагувати спокійно, переорієнтувати поведінку, забезпечити приватність під час особистої гігієни.

Розуміння цих поведінкових проявів вимагає цілісного підходу. Окрім видимих симптомів, важливо розглядати людину в цілому, беручи до уваги її історію, емоції та потреби. Таке розуміння може призвести до більш ефективних втручань і кращої якості життя пацієнтів.

Втручання та методи для управління кризовими ситуаціями

Подолання поведінкових криз у пацієнтів з хворобою Альцгеймера є одним із найскладніших викликів для медичного персоналу. Ці ситуації, які часто є непередбачуваними, вимагають швидкого, ефективного та емпатійного втручання. Пропонуємо вашій увазі кілька перевірених методик і втручань для подолання таких криз.

1. Швидка початкова оцінка
Перш ніж втручатися, швидко оцініть ситуацію.

- **Мета**: Визначити безпосередню причину кризи та оцінити будь-яку потенційну небезпеку для пацієнта або оточуючих.
- **Техніка**: Спостерігайте, слухайте та інтерпретуйте поведінку і навколишнє середовище.

2. Забезпечення безпеки
Безпека - понад усе.
- **Мета**: Запобігти травматизму.
- **Техніка**: Тримайте подалі всі потенційно небезпечні предмети, переконайтеся, що територія безпечна, а пацієнт фізично стабільний.

3. Спокійне, заспокійливе спілкування
Те, як ви спілкуєтеся, може створити або подолати кризу.
- **Мета**: деескалація ситуації.
- **Техніка**: Використовуйте м'який тон, просту, зрозумілу мову, підтримуйте дружній зоровий контакт і уникайте загрозливої мови тіла.

4. Перенаправлення та відволікання уваги
Відволікання уваги пацієнта може перервати небажану поведінку.
- **Мета**: спрямувати енергію пацієнта в позитивне русло.
- **Техніка**: Запропонуйте приємну або звичну діяльність, наприклад, послухати музику або піти на прогулянку.

5. Емоційне підтвердження
Визнання емоцій пацієнта без осуду.
- **Мета**: Побудувати взаєморозуміння та проявити емпатію.

- **Техніка**: Висловіть, що ви розумієте їхні почуття, навіть якщо ви не схвалюєте спотворену реальність.

6. Переоцінка потреб
Кризи часто можуть бути наслідком незадоволених потреб.
- **Мета**: Виявити та вирішити основні проблеми.
- **Техніка**: Перевірте наявність основних потреб, таких як голод, спрага, потреба в туалеті або фізичний дискомфорт.

7. Мінімальне використання засобів обмеження свободи
Фізичне або хімічне обмеження повинно бути останнім засобом.
- **Мета**: Застосовувати тільки в тому випадку, якщо пацієнт становить загрозу для себе або оточуючих і якщо інші методи не дали результату.
- **Техніка**: Переконайтеся, що ви належним чином підготовлені, дотримуєтеся встановлених протоколів і постійно спостерігаєте за пацієнтом.

8. Посткризовий період: підбиття підсумків
Після кризи важливо осмислити те, що сталося.
- **Мета**: Запобігти майбутнім кризам.
- **Техніка**: Оцініть тригери, обговоріть їх з командою догляду та відповідно скоригуйте плани догляду.

9. Безперервне навчання
Світ деменції постійно розвивається, так само як і найкращі практики її лікування.
- **Мета**: бути в курсі найефективніших методик.
- **Техніка**: Регулярно брати участь у навчальних курсах, тренінгах та семінарах з догляду за пацієнтами з хворобою Альцгеймера.

10. Підтримка персоналу
Кризовий менеджмент може бути емоційно виснажливим для опікунів.
- **Мета:** Забезпечити психічне та емоційне благополуччя осіб, які здійснюють догляд.
- **Методика**: пропонуйте сеанси підтримки, регулярні дебрифінги та ресурси з питань психічного здоров'я.

Кризовий менеджмент для пацієнтів з хворобою Альцгеймера - це стільки ж мистецтво, скільки і наука. Окрім технічних навичок, людяність, терпіння та емпатія є важливими для забезпечення належного та дбайливого догляду.

Тригерні фактори та профілактика зухвалої поведінки

Управління зухвалою поведінкою у пацієнтів з хворобою Альцгеймера вимагає глибокого розуміння факторів, які можуть спровокувати таку поведінку. Виявлення та розуміння цих чинників має важливе значення для впровадження ефективних профілактичних заходів.

Спільні тригери:
1. Незадоволені фізіологічні потреби: голод, спрага, потреба в туалеті або біль можуть викликати збудження або фрустрацію.
2. Надмірно стимулююче середовище: Занадто багато шуму, яскравого світла або велика кількість людей можуть викликати розгубленість або стрес.
3. Порушення рутини: Люди з хворобою Альцгеймера часто покладаються на передбачувану рутину. Будь-яка зміна може бути дестабілізуючою.

4. Відчуття загрози: нове середовище, нові обличчя або помилкове сприйняття можуть призвести до відчуття небезпеки.

5. Невміння спілкуватися: нерозуміння або нездатність висловити свою думку може призвести до розчарування.

6. Медикаментозне лікування: Побічні ефекти певних ліків або взаємодія ліків можуть впливати на поведінку.

7. Основні проблеми зі здоров'ям: Інфекції, запори або інші проблеми зі здоров'ям можуть змінити поведінку, не будучи одразу помітними.

8. Втома: нестача сну або надмірна стимуляція можуть посилити зухвалу поведінку.

Профілактичні стратегії:

1. Встановіть розпорядок дня: передбачуваний щоденний графік може дати відчуття безпеки.

2. Адаптуйте середовище: зменшіть джерела надмірної стимуляції та створіть безпечне, заспокійливе середовище.

3. Заохочуйте чітке спілкування: використовуйте короткі речення, жести та візуальні засоби для полегшення розуміння.

4. Регулярно оцінюйте фізіологічні потреби: переконайтеся, що пацієнт добре харчується, отримує достатню кількість води і не відчуває болю.

5. Контролюйте прийом ліків: Регулярно переглядайте ліки, щоб уникнути небажаних побічних ефектів.

6. Брати участь у значущих видах діяльності: діяльність, адаптована до їхніх здібностей, наприклад, музика або мистецтво, може дати відчуття досягнення.

7. Провести навчання для осіб, які здійснюють догляд: Навчіть персонал та опікунів розпізнавати та реагувати на фактори, що провокують складну поведінку.

8. Забезпечення якісного сну: Встановіть регулярний режим відходу до сну та забезпечте сприятливе для сну середовище.

Запобігання зухвалій поведінці у пацієнтів з хворобою Альцгеймера вимагає постійної уваги та адаптивності з боку тих, хто за ними доглядає. Ключовим моментом є передбачення потреб пацієнта, адаптація оточення та постійне навчання для ефективного реагування на виклики, що виникають.

Розділ 7

ВІДНОСИНИ З СІМ'ЯМИ

Підтримка родичів: важлива місія

Хвороба Альцгеймера впливає не лише на пацієнта. Вона також має глибокий вплив на тих, хто близький до хворої людини, будь то члени сім'ї, друзі чи опікуни. Вони живуть з горем, бачачи, як занепадає їхня близька людина, і водночас справляються з повсякденними проблемами, пов'язаними з доглядом за нею. Підтримка цих людей дуже важлива, оскільки вони відіграють вирішальну роль у благополуччі пацієнта.

1. Визнання ролі сім'ї та друзів
Важливість близьких людей: опікуни та члени сім'ї часто першими розпізнають симптоми і звертаються за допомогою. Вони надають постійну підтримку, адаптуючи своє повсякденне життя до потреб пацієнта.

2. Освіта та інформація
Забезпечення ресурсами: родичі повинні бути поінформовані про хворобу, її симптоми, перебіг та найкращі практики догляду. Семінари, книги та інформаційні сесії можуть стати цінними інструментами.

3. Створення простору для емоцій
Визнання горя і втрати: важливо створити простір, де близькі можуть висловити свої почуття, поділитися досвідом і отримати емоційну підтримку.

4. Забезпечення ресурсів для добробуту
Психологічна підтримка: запропонуйте зустрічі з психологами або спеціалізованими групами підтримки. Це може допомогти близьким впоратися зі стресом, тривогою та горем.

5. Полегшення тягаря

Перепочинок: Важливо давати доглядальникам перерви, щоб відпочити та перезарядити їхні батареї. Таку допомогу можуть надавати кваліфіковані фахівці або волонтери.

6. Залучення родичів до плану догляду

Спільне планування: Активне залучення родичів до прийняття рішень щодо догляду забезпечує краще розуміння та належний догляд.

7. Підготовка до наступних кроків

Обговорення на ранніх стадіях: важливо обговорювати складні питання, такі як попередні розпорядження, догляд наприкінці життя і спадкоємність, з близькими людьми задовго до того, як вони стануть нагальними.

8. Визнання членів сім'ї як партнерів

Встановлення міцних зв'язків: медичні працівники повинні встановити довірливі стосунки з родичами, визнаючи їхню важливу роль і цінуючи їхній внесок.

Догляд за хворими на хворобу Альцгеймера - це колективна відповідальність. Активно підтримуючи родину та друзів, ми можемо зміцнити ланцюжок догляду за пацієнтом, забезпечуючи любляче та турботливе середовище для всіх.

Просвітницька робота з сім'ями та підвищення обізнаності

Коли комусь ставлять діагноз "хвороба Альцгеймера", це шокує не лише хворого, а й усю його родину. Страх, невпевненість і брак знань можуть швидко стати щоденними супутниками близьких людей. У цьому контексті важливого значення набуває навчання та підвищення обізнаності серед родин.

Розуміння хвороби Альцгеймера - це більше, ніж просто знання симптомів чи передбачення її прогресування. Перш за все, це означає усвідомлення глибоких потрясінь, які вона спричиняє у повсякденному житті пацієнтів та їхніх родин. Життєво важливо деконструювати упереджені уявлення, демістифікувати хворобу і допомогти людям зрозуміти, що, незважаючи на зміни, ідентичність і гідність людини залишаються.

Кожна сім'я має свою історію, динаміку, сильні та слабкі сторони. Підвищуючи обізнаність і навчаючи кожну сім'ю відповідно до її потреб, ми даємо їм інструменти, необхідні для того, щоб впоратися з цим випробуванням. Навчитися спілкуватися з людиною, яка страждає на хворобу Альцгеймера, означає перевчитися спілкуватися по-іншому, зосередитися на невербальній комунікації, шукати людину, яка стоїть за хворобою, і насолоджуватися моментами прояснення.

Але це навчання не було б повним без підготовки сімей до різних стадій хвороби. Передбачення має важливе значення для кращої адаптації. Хоча досвід перебігу хвороби у кожного пацієнта може бути різним, існують певні орієнтири, які сім'ї можуть використовувати, щоб підготуватися, скоригувати свій підхід і отримати кращу підтримку для своєї близької людини.

Нарешті, підвищення обізнаності та навчання сімей також означає нагадування їм, що вони не самотні. Обмін досвідом з іншими сім'ями, приєднання до груп підтримки та участь у семінарах - все це може врятувати життя в цій бурхливій ситуації. Солідарність, обмін досвідом і взаємна підтримка - це оплот проти ізоляції та виснаження.

Коротше кажучи, навчання та підвищення обізнаності сімей про хворобу Альцгеймера означає простягнути руку допомоги, супроводжувати їх на цьому звивистому шляху і нагадувати їм, що, незважаючи на випробування, любов, терпіння і розуміння залишаються тими стовпами, на яких можна будувати життя.

Управління очікуваннями та емоції родин

Управління очікуваннями та емоціями сімей, які зіткнулися з хворобою Альцгеймера, є одним з найбільш делікатних і важливих аспектів підтримки пацієнтів. Емоційні потрясіння, викликані діагнозом, а потім прогресуванням хвороби, вимагають м'якого, розуміючого підходу, який прагне закріпити сім'ї в реальності, яку вони можуть зрозуміти і на яку можуть впливати.

Коли діагностують хворобу Альцгеймера, вона часто вривається в життя сім'ї, як непроханий гість. Вона приносить із собою страхи і тривоги, а також іноді перебільшені очікування щодо того, як буде розвиватися хвороба або щодо можливих методів лікування. У пошуках відповідей сім'ї можуть коливатися між запереченням, надією на чудодійне лікування і покірністю.

Управління цими очікуваннями не означає придушення надії, а радше спрямування її в конструктивне русло. Це означає надання сім'ям чіткої, фактичної інформації, роз'яснення того, чого вони можуть очікувати від прогресування хвороби та наявних методів лікування. Хоча така ясність спочатку може бути болючою, вона має перевагу в тому, що створює стабільний фундамент, на якому сім'ї можуть будувати свою життєстійкість.

Так само, як і управління очікуваннями, навігація у вихорі емоцій є не менш складним завданням. Гнів, смуток, провина, відчай і розчарування - це лише деякі з емоцій, які можуть відчувати близькі людини з хворобою Альцгеймера. Хоча ці емоції є природними, іноді вони можуть стати перешкодою, якщо їх не розпізнати, не прийняти і не впоратися з ними.

Тому життєво важливо мати місця, де сім'ї можуть висловити свої емоції та почуття без осуду. Ці простори, незалежно від того, чи вони мають форму індивідуальної терапії, груп підтримки чи навіть творчих майстерень, пропонують ковток свіжого повітря, місце, де можна поділитися і вислухати.

Крім того, важливе значення має зміцнення комунікації всередині сім'ї. Заохочення діалогу між членами сім'ї дозволяє не тільки висловити власні емоції, але й зрозуміти емоції інших, створюючи солідарність перед обличчям негараздів.

Зрештою, разом реагуючи на очікування та емоції родин, ми даємо їм засоби для того, щоб вони могли якнайкраще пережити це випробування. При цьому ми нагадуємо їм, що посеред бурі завжди є моменти перепочинку, моменти радості, за які варто хапатися і плекати їх, навіть у тіні хвороби Альцгеймера.

Розділ 8

ТУРБОТА ПРО СЕБЕ МЕДСЕСТРОЮ.

Розпізнавання та управління вигоранням

Розпізнавання та подолання вигорання серед родичів людей з хворобою Альцгеймера має вирішальне значення. Синдром вигорання, що характеризується глибокою втомою, зниженням самооцінки і дистанціюванням від роботи або людей, за якими доглядають, може торкнутися будь-кого, хто виконує роль доглядальниці, будь то професіонал або член сім'ї.

Догляд за людиною з хворобою Альцгеймера означає повну самовіддачу. Дні проходять однаково, пронизані рутиною, потребами та кризами. Ночі можуть бути короткими, перериваючись раптовими пробудженнями. Емоційний виклик величезний: бачити, як близька людина забуває, втрачає себе, змінюється, може бути нестерпно боляче. У цьому контексті вигорання не за горами.

Розпізнати тривожні ознаки вигорання - це перший крок у боротьбі з ним. Постійна втома, підвищена дратівливість, відчуття пригніченості, втрата інтересу до діяльності, яка раніше приносила задоволення, або схильність до ізоляції можуть бути тривожними ознаками.

Управління вигоранням вимагає усвідомлення та проактивних дій. Фундаментальним є прийняття ідеї, що ви, як особа, яка здійснює догляд, не є безпомилковими. Дуже важливо робити перерви, щоб перевести подих, нехай навіть на короткий час. Виділяти час для себе, щоб зайнятися улюбленою справою, відпочити, помедитувати або просто прогулятися. Саме тоді, коли ви перезаряджаєте свої батарейки, ви знаходите енергію, щоб продовжувати підтримувати свою близьку людину.

Ті, хто вас оточує, відіграють життєво важливу роль. Розподіл обов'язків, налагодження естафети або просто визнання докладених зусиль може стати ковтком свіжого повітря для людини, яка доглядає за хворим. Спілкування має важливе значення: говорити про свої почуття та обмеження, висловлювати свої потреби.

Також корисно шукати підтримки за межами сім'ї. Звернення до груп підтримки, терапевтів або спеціалізованих тренерів може забезпечити погляд ззовні, індивідуальні поради та простір для висловлення розчарувань і емоцій.

Навчання та тренінги також можуть відігравати профілактичну роль. Розуміння хвороби, її стадій, методів догляду та спілкування може допомогти особам, які здійснюють догляд, почуватися краще підготовленими та менш пригніченими.

Нарешті, важливо пам'ятати, що турбота про себе не є ознакою егоїзму. Навпаки, саме будучи добрими до себе, ми можемо бути повністю присутніми для інших. Перед обличчям вигорання ключовим моментом є досягнення балансу між віддачею та отриманням, між відданістю та оновленням.

Важливість нагляду та підтримка з боку однолітків

Догляд за людьми з хворобою Альцгеймера, з його специфічними викликами та емоційними навантаженнями, підкреслює життєву важливість нагляду та підтримки з боку однолітків. Ці два елементи відіграють ключову роль у благополуччі тих, хто доглядає за пацієнтами, незалежно від того, чи є вони професіоналами або членами сім'ї, і допомагають забезпечити якісний догляд за пацієнтами.

Супервізія, яку часто здійснюють досвідчені фахівці, пропонує простір для роздумів, аналізу та оцінки практики. У контексті хвороби Альцгеймера це дає можливість особам, які здійснюють догляд, проаналізувати свої дії, емоційні реакції та вибір у часто складних ситуаціях. Супервізія - це ідеальна можливість зробити крок назад, набути нових навичок і переконатися, що вжиті дії відповідають найкращим практикам у цій галузі.

Підтримка однолітків пропонує додатковий вимір. У цих групах люди, які доглядають за хворими, можуть поділитися своїм досвідом, успіхами, викликами і проблемами з іншими людьми, які перебувають у подібних ситуаціях. Така професійна чи сімейна солідарність допомагає подолати ізоляцію, яку іноді відчувають люди, що зіткнулися з хворобою Альцгеймера. Колеги можуть надати пораду, стратегію або просто вислухати співчутливе вухо.

Окрім простого обговорення, підтримка однолітків - це ще й місце визнання. У метушні повсякденного життя бачити, що ваші зусилля і відданість справі визнають інші, є потужним мотиватором. Це також місце, де емоції, часто стримувані роботою чи домашніми турботами, можуть бути висловлені, почуті та зрозумілі.

Більше того, ці обміни часто призводять до відкриття порад, технік або ресурсів, про існування яких ми навіть не підозрювали. Колеги, завдяки своєму досвіду, є джерелом практичної інформації та інноваційних підходів.

Не можна недооцінювати важливість супервізії та підтримки "рівний-рівному". Вони допомагають запобігти професійному та емоційному вигоранню, забезпечують якісний догляд і зміцнюють почуття приналежності до спільноти, як професійних, так і сімейних доглядальників. На часто звивистому шляху догляду за хворими на Альцгеймера супервізія та підтримка колег є немов маяками світла, які направляють і підтримують опікунів на кожному кроці цього шляху.

Техніки релаксації та управління стресом

Зіткнувшись з унікальними викликами догляду за пацієнтами з хворобою Альцгеймера, техніки релаксації та управління стресом стають важливими інструментами для благополуччя тих, хто доглядає за ними. Ці техніки не тільки корисні для опікунів, але й можуть бути адаптовані для того, щоб допомогти пацієнтам самим справлятися з тривогою і напругою.

- **Глибоке дихання:** основа багатьох технік релаксації. Воно полягає у глибокому вдиху через ніс, затримці дихання на кілька секунд і повільному видиху через рот. Цей простий метод швидко зменшує частоту серцевих скорочень і знижує кров'яний тиск.
- **Медитація та усвідомленість:** ці техніки заохочують людей зосередити свою увагу на теперішньому моменті. Для тих, хто доглядає за хворими, кілька хвилин медитації на день можуть допомогти зменшити стрес. Пацієнтам уважність, адаптована до їхніх когнітивних здібностей, може допомогти налагодити зв'язок з найближчим оточенням і зменшити тривожність.

- **Вправи на візуалізацію:** подумки перенесіть себе в заспокійливе місце, наприклад, на пляж або в сад, щоб відпочити від стресів повсякденного життя.
- **Методи м'язової релаксації:** ці методи передбачають свідоме напруження, а потім розслаблення різних груп м'язів у тілі. Вони особливо ефективні для зняття фізичного напруження.
- **Йога і тай-чи:** ці дисципліни поєднують рух, дихання і медитацію. Вони чудово підходять для зміцнення тіла, заспокоєння розуму та управління стресом. Більше того, адаптовані версії можна запропонувати пацієнтам, що сприятиме їхній мобільності та гарному самопочуттю.
- **Щоденник подяки:** щодня приділяйте кілька хвилин, щоб записати, за що ви вдячні, і це може змінити ваш погляд на проблеми, з якими ви стикаєтеся, і зміцнити ваш позитивний світогляд.
- **Методи біологічного зворотного зв'язку:** Використовуючи спеціальне обладнання, ці методи вчать вас добровільно контролювати певні фізіологічні функції, такі як частота серцевих скорочень, щоб керувати стресом.
- **Мистецтво та музична терапія:** самовираження через мистецтво або прослуховування заспокійливої музики - чудові способи розслабитися для доглядальників і пацієнтів.
- **Відпочинок на свіжому повітрі:** природа має заспокійливий ефект. Проста прогулянка, слухання співу птахів або споглядання пейзажу може стати джерелом глибокого розслаблення.
- **Встановлення меж:** Вміння говорити "ні", делегувати певні завдання та приділяти час собі - важливі для запобігання вигоранню.

Важливо, щоб доглядальниці та доглядальники пам'ятали, що приділяти час власному благополуччю - це не розкіш, а необхідність. Піклуючись про себе, вони будуть краще підготовлені до надання найкращого догляду своїм пацієнтам. Методи релаксації та управління стресом є цінними інструментами в цих постійних зусиллях, спрямованих на досягнення рівноваги та благополуччя.

Розділ 9

ТЕМАТИЧНІ ДОСЛІДЖЕННЯ: РЕАЛЬНІ ІСТОРІЇ З ЖИТТЯ ЛЮДЕЙ З ХВОРОБОЮ АЛЬЦГЕЙМЕРА

Стійкість перед обличчям прогресу хвороба

Хвороба Альцгеймера - це випробування не лише для самих пацієнтів, а й для тих, хто за ними доглядає, та їхніх родин. Прогресування хвороби, з її зростаючими викликами і послідовними втратами, вимагає неабиякої внутрішньої сили, щоб вистояти. Життєстійкість - це здатність протистояти негараздам, адаптуватися і продовжувати йти вперед, незважаючи на перешкоди. Це важлива навичка в умовах прогресування хвороби Альцгеймера.

Еволюція стійкості :
- **Визнання реальності**: Прийняття діагнозу і визнання реальності хвороби - це перший крок. Це не означає втрату надії, а скоріше розуміння ситуації, щоб ви могли впоратися з нею на випередження.
- **Шукайте підтримки**: Дуже важливо оточити себе сильною командою, будь то медичні працівники, групи підтримки, друзі чи родина. Ділитися емоціями, проблемами та успіхами підвищує життєстійкість.
- **Пошук сенсу**: Розуміння того, що, незважаючи на хворобу, людина залишається унікальною і цінною, може допомогти знайти сенс у цьому процесі. Це також може означати участь у підвищенні обізнаності про хворобу або в дослідженнях.
- **Святкувати маленькі перемоги**: Коли хвороба прогресує, дуже важливо святкувати кожну мить радості, кожен спільний спогад, кожен сміх. Ці моменти стають якорями, які зміцнюють стійкість.
- **Піклування про себе**: Опікуни, зокрема, повинні дбати про власне благополуччя, як фізичне, так і

емоційне. Це включає в себе виділення часу для себе, управління стресом і пошук повноцінних занять поза доглядом.
- **Освіта та інформація**: Розуміння хвороби, її симптомів та методів лікування може допомогти вам відчути себе більш контрольованим. Освіта є потужним інструментом для підвищення стійкості.
- **Здатність до адаптації**: У міру прогресування хвороби дуже важливо бути гнучким і пристосовуватися до нових реалій. Це може означати переосмислення звичок, адаптацію оточення або перегляд очікувань.
- **Підтримувати людський зв'язок**: Підтримувати зв'язок з пацієнтом, навіть коли спілкування стає важким, дуже важливо. Ласкаві жести, музика чи просто присутність поруч можуть подолати бар'єри хвороби.

Стійкість перед обличчям прогресування хвороби Альцгеймера - це не лінійна дорога, а скоріше подорож зі своїми злетами і падіннями. Вона підживлюється любов'ю, рішучістю, підтримкою та здатністю знаходити світло навіть у найтемніші моменти. Поза викликами, це свідчення неймовірної сили людського духу.

Навігація по сторінках складнощі комунікації

Подолання складнощів спілкування з пацієнтом з хворобою Альцгеймера вимагає терпіння та індивідуального підходу. Хвороба з її дегенеративним впливом на когнітивні здібності може ускладнити спілкування, але не унеможливити його. Розуміння цих складнощів має важливе значення для підтримки людського зв'язку з пацієнтом протягом усього прогресування хвороби.

Проблеми спілкування з людьми з хворобою Альцгеймера:
- **Порушення мови**: пацієнти можуть мати труднощі з пошуком потрібних слів, формуванням повних речень або підтримкою розмови.
- **Проблеми з пам'яттю**: часта забудькуватість, труднощі з упізнаванням знайомих облич або пригадуванням нещодавніх подій можуть перешкоджати спілкуванню.
- **Труднощі зі сприйняттям**: такі проблеми, як неправильна інтерпретація невербальних сигналів або підвищена чутливість до шуму, можуть порушити комунікацію.

Стратегії ефективної комунікації:
- **Простота і ясність**: використовуйте короткі речення, прості слова і говоріть повільно. Переконайтеся, що ваше повідомлення зрозуміли, перш ніж переходити до наступного.
- **Зберігайте позитивний тон**: теплий тон, терпляче ставлення і зоровий контакт можуть зробити спілкування більш доступним.
- **Уникайте відволікаючих чинників**: мінімізуйте фоновий шум, вимкніть телевізор і переконайтеся, що ви привернули увагу пацієнта, перш ніж говорити.
- **Використовуйте невербальну мову**: жести, міміка і дотики можуть передати стільки ж і навіть більше, ніж слова.
- **Підтверджуйте і заспокоюйте**: якщо пацієнт розгублений або занепокоєний, часто краще підтвердити його почуття, а не виправляти їх.

- **Використовуйте наочні посібники**: фотографії, предмети або засоби для запам'ятовування можуть полегшити спілкування.
- **Повторіть або перефразуйте, якщо необхідно**: якщо пацієнт не розуміє, спробуйте перефразувати, а не повторювати те саме речення.
- **Заохочуйте простий вибір**: Замість того, щоб ставити відкрите запитання, запропонуйте два варіанти, щоб полегшити прийняття рішення.
- **Слухайте з терпінням**: навіть якщо мова неорганізована, акт слухання є жестом поваги і співчуття.

Передбачення та адаптація до змін :
З прогресуванням хвороби спілкування може ставати дедалі складнішим. Дуже важливо бути гнучкими, адаптувати методи і визнати, що іноді проста присутність і фізичний контакт можуть бути найпотужнішими формами спілкування.

Орієнтуватися в складнощах комунікації в контексті хвороби Альцгеймера - це стільки ж мистецтво, скільки і наука. Це шлях безперервного навчання, де кожен пацієнт пропонує унікальний урок про природу людських стосунків і важливість терпіння, розуміння і любові.

Любов і співчуття в центрі турботи

Любов і співчуття - це набагато більше, ніж просто емоції чи жести. У контексті догляду за людьми з хворобою Альцгеймера ці два елементи стають наріжним каменем терапевтичного підходу, який виходить за рамки медикаментозних або клінічних втручань. Вони є тією самою субстанцією, яка тче зв'язок між опікуном і пацієнтом, пропонуючи проблиск людяності в ландшафті, часто затьмареному хворобою.

Любов як основа:
Любов у цьому контексті виходить за рамки традиційного визначення і є глибоким розумінням людяності іншої людини, визнанням її внутрішньої цінності. Пацієнти з хворобою Альцгеймера, незважаючи на втрату певних здібностей, залишаються людьми з бажаннями, спогадами та історією. Любити таких пацієнтів означає визнавати їхню індивідуальність і гідність, навіть коли вони самі вже не можуть цього робити.

Співчуття як метод допомоги :
Співчуття - це емпатична реакція на страждання інших. Воно вимагає від людини, яка надає допомогу, поставити себе на місце пацієнта, відчути те, що він відчуває, і діяти відповідно до цього. У моменти розгубленості або страждання акт співчуття може заспокоїти, запевнити і втішити.

Відчутні переваги:
- **Зменшення тривоги**: люблячий, співчутливий підхід заспокоює пацієнтів і зменшує тривогу, яка часто асоціюється з хворобою.
- **Когнітивна стимуляція**: Тепла, любляча атмосфера може позитивно впливати на пізнання, заохочуючи моменти ясності та зв'язку.
- **Покращений фізичний догляд**: турботливий підхід полегшує пацієнтові медичні процедури та повсякденну рутину.

Для опікунів:
Співчуття і любов так само корисні для опікунів. Вони надають глибокого сенсу роботі, яку вони виконують,

зміцнюють зв'язки і є джерелом енергії у виснажливі часи.
Однак прийняття такого емоційно насиченого зобов'язання не позбавлене певних викликів. Існує високий ризик вигорання, засмучення через прогресування хвороби або труднощі в управлінні емоціями.
Необхідність балансу :

Для опікунів дуже важливо знайти баланс. Це означає дозволяти собі перерви, шукати підтримки та розпізнавати власні емоції і потреби. Співчуття до себе так само важливе, як і співчуття до пацієнтів.

Любов і співчуття, інтегровані в основу догляду за хворими на хворобу Альцгеймера, можуть трансформувати досвід переживання хвороби для всіх, хто до неї залучений. Вони нагадують, що, окрім симптомів, ліків і проблем, існує людина, яка заслуговує на повагу, гідність і любов. У цьому священному просторі турботи, навіть посеред занепаду і втрат, все ще можуть процвітати моменти краси, радості і людяності.

Розділ 10

ЕТИЧНІ ТА ПРАВОВІ АСПЕКТИ

Права пацієнтів з хворобою Альцгеймера

Права пацієнтів з хворобою Альцгеймера є надзвичайно важливими. Ці люди, незважаючи на погіршення когнітивних функцій, мають такі ж основні права, як і будь-яка інша людина. Однак, через прогресуючий і виснажливий характер їхньої хвороби, вони можуть потребувати більш рішучого захисту своїх прав.

Визнання індивідуальності :
Кожен пацієнт з хворобою Альцгеймера - це перш за все особистість, зі своєю історією, цінностями, бажаннями та потребами. Незважаючи на хворобу, його індивідуальність завжди потрібно поважати і визнавати.

Право на гідний і шанобливий догляд:
- **Якісний догляд**: Пацієнти з хворобою Альцгеймера мають право на догляд, який адаптований до їхніх потреб, поважає їхні уподобання і надається кваліфікованими та компетентними фахівцями.
- **Захист від насильства**: Як і будь-яка вразлива особа, вони мають право на захист від будь-якої форми насильства - фізичного, емоційного, фінансового чи іншого.

Участь у прийнятті рішень:
Навіть зі зниженими когнітивними здібностями пацієнти мають право бути поінформованими і, наскільки це можливо, брати участь у прийнятті рішень щодо їхнього догляду, лікування та повсякденного життя.
Право на приватність і конфіденційність :

Конфіденційність пацієнтів з хворобою Альцгеймера повинна поважатися, чи то з точки зору їхніх медичних даних, фізичної близькості або особистого спілкування.

Доступ до відповідної терапії та лікування:
Це включає не лише медикаментозне лікування, але й нефармакологічні втручання, такі як арт- та музична терапія і когнітивна стимуляція.

Право жити в безпечному та сприятливому середовищі:
Пацієнти з хворобою Альцгеймера мають право жити в безпечному середовищі, де ризики падінь, блукань та інших небезпек зведені до мінімуму, отримуючи при цьому користь від стимулюючих заходів, адаптованих до їхніх здібностей.

Право на інформацію :
Пацієнти та їхні сім'ї мають право бути поінформованими про хворобу, її перебіг, варіанти лікування та доступні ресурси.

Визнання та повага до попередніх директив:
Якщо пацієнт склав попередні розпорядження або призначив довірену особу на випадок недієздатності, ці рішення необхідно поважати і застосовувати.

Право на недискримінацію :
Хвороба Альцгеймера, хоч і впливає на когнітивні функції, не повинна бути причиною для нерівного ставлення до таких пацієнтів або їхньої стигматизації.

Права пацієнтів з хворобою Альцгеймера відображають особистісно-орієнтований підхід, спрямований на забезпечення їхнього добробуту, а також на ставлення до них з гідністю та повагою. Визнаючи виклики, пов'язані з хворобою, важливо, щоб особи, які здійснюють догляд, сім'ї та суспільство в цілому активно відстоювали ці права, гарантуючи, що до кожного пацієнта з хворобою Альцгеймера ставляться з гуманністю та увагою, на яку він заслуговує.

Прийняття медичних рішень та інформованої згоди

Прийняття медичних рішень та інформована згода посідають центральне місце в сучасній медицині, підкреслюючи повагу до індивідуальної автономії та необхідність відкритого спілкування між пацієнтом і медичним працівником. Однак, коли мова йде про пацієнтів з хворобою Альцгеймера, ці поняття набувають особливо складного виміру.

Принцип інформованої згоди :
Інформована згода ґрунтується на тому, що людина має право приймати рішення щодо власного тіла та здоров'я. Перед будь-яким медичним втручанням або процедурою пацієнт повинен бути належним чином поінформований про ризики, переваги, можливі альтернативи та потенційні наслідки. Тільки після отримання та розуміння цієї інформації пацієнт може дати інформовану згоду.

Виклики, пов'язані з хворобою Альцгеймера :
- **Зниження когнітивних здібностей**: пацієнти з хворобою Альцгеймера можуть мати труднощі з розумінням складної інформації, зважуванням всіх "за" і "проти" або чітким вираженням своїх уподобань.
- **Варіабельність здатності приймати рішення**: Здатність приймати рішення може змінюватися

залежно від стадії захворювання, часу доби або інших факторів.

Підходи до прийняття медичних рішень:
- **Оцінка здатності приймати рішення**: Перед тим, як отримати згоду, дуже важливо оцінити здатність пацієнта розуміти та приймати рішення. Для цього існують спеціальні інструменти та оцінки.
- **Залучення сім'ї та друзів**: якщо пацієнт не в змозі дати інформовану згоду, може знадобитися залучення сім'ї та друзів або призначеної довіреної особи для допомоги в процесі прийняття рішення.
- **Попередні розпорядження**: ці документи, складені, коли пацієнт ще повністю дієздатний, висловлюють побажання пацієнта щодо медичної допомоги, втручань і лікування на випадок, якщо в майбутньому він буде нездатний приймати рішення.
- **Спрощена комунікація**: Для полегшення розуміння може бути корисним адаптувати мову, використовувати наочні посібники або інші засоби для чіткого і стислого подання інформації.

Роль медичних працівників:
Для медичних працівників дуже важливо поважати автономію пацієнтів, забезпечуючи при цьому їхню безпеку та благополуччя. Це може вимагати делікатних розмов, уважного слухання та уваги до невербальних сигналів.

Прийняття медичних рішень та отримання інформованої згоди для пацієнтів з хворобою Альцгеймера - це складні процеси, які вимагають чутливості, терпіння та навичок. Хоча хвороба може погіршити здатність приймати рішення, важливість поваги до гідності, прав і побажань пацієнта залишається першорядною. Особистісно-орієнтований підхід у поєднанні з тісною співпрацею з сім'ями та опікунами може забезпечити збалансований та етичний спосіб навігації в цих делікатних водах.

Управління випадками зловживань та недбалості

Робота з випадками жорстокого поводження та нехтування людьми з хворобою Альцгеймера є делікатним, невідкладним і важливим завданням. Через свою підвищену вразливість ці люди часто піддаються ризику експлуатації, насильства або нехтування. Робота з цією темою вимагає поєднання чутливості, професійної компетентності та моральних зобов'язань.

Типи зловживань, що зустрічаються :
- **Фізичне** насильство: акти насильства або грубе поводження.
- **Емоційне насильство**: образи, приниження, погрози або ізоляція.
- **Сексуальне насильство:** Будь-який сексуальний акт без згоди.
- **Фінансові зловживання**: фінансова експлуатація, крадіжка або незаконне привласнення коштів.
- **Нехтування**: нездатність забезпечити базовий догляд, наприклад, годування, гігієну або прийом ліків.

Розпізнавання знаків :
Медичні працівники, особливо ті, що працюють у відділеннях для людей з хворобою Альцгеймера,

повинні бути навчені розпізнавати тонкі ознаки жорстокого поводження або недбалого ставлення. Це можуть бути незрозумілі зміни в поведінці, повторювані травми, ознаки емоційного розладу або ізоляції, фінансові порушення або погіршення здоров'я без видимої медичної причини.

Протоколи втручання :
- **Точне документування**: важливо детально документувати будь-які підозрілі ознаки або симптоми, включаючи докладні описи, фотографії, якщо необхідно, та будь-яку іншу відповідну інформацію.
- **Конфіденційність**: Захист конфіденційності пацієнта має першорядне значення, за винятком випадків безпосереднього ризику.
- **Звітування**: У разі обґрунтованої підозри у зловживанні або недбалості необхідно повідомити про це компетентні органи.
- **Підтримка пацієнта**: Забезпечення безпечного середовища та надання психологічної та медичної допомоги, адаптованої до потреб пацієнта.

Профілактика
- **Навчання персоналу**: всі медичні працівники повинні пройти спеціальну підготовку з розпізнавання та подолання жорстокого поводження та недбалості.
- **Регулярні оцінки**: регулярні оцінки фізичного та емоційного стану пацієнта можуть допомогти виявити та запобігти жорстокому поводженню.
- **Відкрите спілкування**: заохочення відкритого спілкування між персоналом, пацієнтами та сім'ями може допомогти запобігти або виявити зловживання.

- **Чіткі протоколи**: наявність стандартизованих процедур розгляду заяв про зловживання гарантує швидкий та ефективний розгляд справ.

Робота з випадками жорстокого поводження та недбалого ставлення до пацієнтів з хворобою Альцгеймера є серйозною відповідальністю для всіх працівників охорони здоров'я. Окрім професійних навичок, вона вимагає справжньої людяності, постійної пильності та непохитної прихильності до захисту і благополуччя цих особливо вразливих людей. Кожен випадок насильства чи недбалого ставлення - це трагедія, але за умови належної підготовки, обізнаності та ефективних протоколів дій такі випадки можна звести до мінімуму або навіть усунути.

Розділ 11

ХАРЧУВАННЯ ТА ДОГЛЯД ЗА ПРОДУКТАМИ ХАРЧУВАННЯ

Проблеми з харчуванням у пацієнтів з хворобою Альцгеймера

Харчування відіграє вирішальну роль у загальному самопочутті кожної людини. Для людей з хворобою Альцгеймера дотримання збалансованої дієти може становити особливі труднощі. Когнітивні, поведінкові та фізіологічні зміни, пов'язані з хворобою, можуть перешкоджати адекватному споживанню їжі, і розпізнавання та управління цими проблемами є важливим для підтримки здоров'я та якості життя пацієнта.

Зміни у сприйнятті та вподобаннях:
У міру прогресування хвороби пацієнти можуть втрачати смак до певних продуктів або раптово відчувати відраза до них. Ці зміни можуть бути пов'язані зі змінами у сприйнятті смаку та запаху. На харчові вподобання також можуть впливати психологічні або емоційні фактори, такі як тривога або депресія.

Проблеми з жуванням і ковтанням:
Пацієнти можуть мати труднощі з пережовуванням або ковтанням певних продуктів, що підвищує ризик задухи або недоїдання. Це може бути пов'язано з втратою м'язової координації або зі змінами в будові ротової порожнини.

Зниження апетиту :
Деякі пацієнти з хворобою Альцгеймера можуть втрачати апетит, як через саму хворобу, так і через призначені ліки. Це може призвести до небажаної втрати ваги та дефіциту поживних речовин.

Забути поїсти:
Втрата пам'яті, характерна для пацієнтів з хворобою Альцгеймера, може призвести до того, що вони забувають поїсти або їдять кілька разів, думаючи, що вони цього не робили.

Поведінкові труднощі:
Така поведінка, як збудження, сплутаність свідомості або відволікання уваги, може ускладнювати прийом їжі. Крім того, деякі пацієнти можуть мати зацикленість або нав'язливі ідеї щодо певних продуктів харчування.

Стратегії подолання :
- **Заспокійлива обстановка під час їжі**: Створення спокійної, не відволікаючої обстановки може допомогти зосередити увагу пацієнта на прийомі їжі.
- **Знайомі та улюблені страви**: подача страв, які пацієнт впізнає і які йому подобаються, може стимулювати прийом їжі.
- **Допомога під час прийому їжі**: деяким пацієнтам може знадобитися допомога під час прийому їжі, наприклад, у нарізанні їжі або під час трапези.
- **Харчові добавки**: якщо споживання їжі є недостатнім, можна розглянути можливість застосування харчових добавок для забезпечення адекватного споживання.
- **Регулярний контроль ваги та харчування**: Регулярний контроль ваги, споживання їжі та рівня основних поживних речовин може допомогти виявити будь-які потенційні проблеми на ранній стадії.
- **Альтернативні методи лікування**: музикотерапія або ароматерапія можуть стимулювати апетит або створити атмосферу, більш сприятливу для прийому їжі.

Вирішення проблем харчування пацієнтів з хворобою Альцгеймера вимагає комплексного підходу, який враховує як медичні, так і психосоціальні аспекти захворювання. Завдяки ретельному спостереженню, гнучкості та тісній співпраці з дієтологами, опікунами та сім'ями можна подолати ці перешкоди та забезпечити оптимальне харчування для пацієнтів протягом усього їхнього шляху з хворобою Альцгеймера.

Методи заохочення до прийому їжі та гідратації

Заохочення харчування та гідратації у пацієнтів з хворобою Альцгеймера має важливе значення для збереження їхнього фізичного здоров'я, запобігання медичним ускладненням та підтримки загального самопочуття. Ось кілька методів, які допоможуть досягти цього плавно та ефективно:

1. Створення правильного середовища :
   - **Спокійна атмосфера**: зменшіть кількість відволікаючих факторів, таких як телевізор або радіо під час їжі, щоб допомогти пацієнту сконцентруватися на прийомі їжі.
   - **Приваблива обстановка**: Подавайте їжу в апетитному вигляді, з різноманітними кольорами і добре розставленими тарілками. Контрастні тарілки допоможуть пацієнтам краще бачити їжу.
2. Адаптація харчових уподобань :
   - **Знайома їжа**: знайомі страви можуть викликати у пацієнта інтерес до їжі, викликаючи приємні спогади.
   - **Різноманітні текстури**: якщо жування або ковтання стає проблемою, спробуйте м'якшу або

пюреподібну їжу. Смузі та супи також можуть бути хорошими варіантами.
3. Бути присутнім на трапезах:
   - **Спільний прийом їжі**: простий акт спільного прийому їжі може заохотити пацієнта до їжі.
   - **Ручне керування**: Для більш дорослих пацієнтів може знадобитися обережне керування рукою, щоб допомогти їм їсти.
4. Роздільне харчування :
   - **Часті дрібні прийоми їжі**: Замість трьох великих прийомів їжі спробуйте давати менші порції частіше протягом дня.
5. Гідратація:
   - **Регулярні нагадування**: заохочуйте пацієнтів регулярно пити, навіть якщо вони не відчувають спраги.
   - **Різноманітні напої**: чаї, соки, супи, ароматизована вода або смузі можуть зробити гідратацію більш привабливою.
   - **Виявляйте ознаки зневоднення**: сухість шкіри, сплутаність свідомості або темна сеча можуть бути ознаками недостатнього зволоження.
6. Техніки армування :
   - **Похвала і заохочення**: Хваліть зусилля пацієнта, навіть якщо вони незначні.
   - **Залучайте пацієнта**: залучайте його до приготування їжі або вибору продуктів, що може стимулювати його інтерес до їжі.
7. Використання відповідних інструментів :
   - **Ергономічний посуд**: адаптовані столові прилади або чашки з великими ручками можуть полегшити прийом їжі.
   - **Перевірте температуру**: переконайтеся, що їжа та напої не надто гарячі і не надто холодні.

8. Зверніть увагу на вимоги до харчування :
- **Добавки**: Якщо споживання їжі недостатнє, обговоріть з дієтологом можливість введення добавок для забезпечення потреб у поживних речовинах.
- **Виявлення дефіциту**: регулярні огляди можуть допомогти виявити будь-які ранні дефіцити харчування.

Харчування та гідратація є фундаментальними елементами догляду за пацієнтами з хворобою Альцгеймера. Підхід до них з терпінням, творчістю та співчуттям може мати вирішальне значення для благополуччя пацієнта. Уважно ставлячись до унікальних потреб пацієнта, адаптуючи методи та співпрацюючи з медичними працівниками, доглядачі можуть подолати проблеми з харчуванням і забезпечити оптимальний догляд.

Лікування розладів ковтання і прагнення

Дисфагія, або утруднене ковтання, є поширеним станом у людей з хворобою Альцгеймера та іншими формами деменції. Належне лікування цих проблем має важливе значення для запобігання ускладнень, таких як недоїдання, зневоднення і, особливо, аспірація, яка може призвести до пневмонії.

Розпізнавання симптомів:
- **Кашель або ядуха від** їжі чи напоїв.
- **Зміна голосу** після пиття або їжі (вологий або невиразний голос).
- **Затримка їжі в** роті або труднощі з початком ковтання.

- Незрозуміла **втрата ваги** та зниження апетиту.

Стратегії управління дисфагією:
- **Професійна консультація**: Важливо пройти обстеження у логопеда, який може дати конкретні поради щодо лікування дисфагії.
- Зміна консистенції їжі :
  - Пюре або подрібнена їжа для полегшення ковтання.
  - За необхідності використовуйте загусники для рідин.
- Правильне положення під час та після їжі:
  - Переконайтеся, що під час їжі пацієнт сидить прямо під кутом 90 градусів.
  - Не вкладайте пацієнта в ліжко одразу після їжі або пиття.
- Техніка ковтання :
  - Заохочуйте багаторазове ковтання, щоб переконатися, що вся їжа потрапила в шлунок.
  - Використовуйте такі техніки, як ковтання з підборіддям (нахил голови вниз), щоб захистити дихальні шляхи.
- **Ретельний моніторинг**: Слідкуйте за ознаками аспірації, такими як кашель, зміна кольору шкіри або хрипи.
- **Підтримання належної гігієни порожнини рота**: залишки їжі в роті можуть бути аспіровані пізніше, тому дуже важливо стежити за чистотою порожнини рота після їжі.

Профілактика аспірації:
- **Регулярний моніторинг**: Регулярно перевіряйте стан легенів пацієнта, слухайте дихання.
- **Уникайте відволікаючих факторів**: Прийом їжі повинен відбуватися в спокійній обстановці, щоб пацієнт міг сконцентруватися на ковтанні.

- **Робіть часті перерви**: Дайте пацієнтові перевести подих між ковтками або ковтками.
- **Регулярно консультуйтеся**: Регулярні огляди фахівців допоможуть виявити та виправити проблеми до того, як вони стануть серйозними.

Дисфагія та ризик аспірації є серйозними проблемами для людей з хворобою Альцгеймера. Проактивне та поінформоване управління може запобігти серйозним ускладненням. Завдяки належній підготовці, постійній пильності та професійній підтримці доглядальники можуть забезпечити безпечний та ефективний догляд за своїми пацієнтами, дозволяючи їм насолоджуватися їжею.

Розділ 12

МОБІЛІЗАЦІЯ ТА ЗАПОБІГАННЯ ПАДІННЯМ

Розуміння ризиків падінь у пацієнтів з хворобою Альцгеймера

Падіння є основною проблемою для людей похилого віку, а особливо для людей з хворобою Альцгеймера. Погіршення когнітивних функцій, сенсорні та моторні зміни, а також прийом ліків можуть підвищити ризик падінь у цих пацієнтів. Розуміння та мінімізація цих ризиків має важливе значення для забезпечення безпеки пацієнтів.

Фактори ризику :
- **Проблеми з ходьбою та рівновагою**: з прогресуванням захворювання рухові функції пацієнта можуть погіршуватися, що ускладнює ходьбу та утримання рівноваги.
- **Погіршення зору**: може погіршитися **зорове** сприйняття, що ускладнює розрізнення перешкод, країв або перепадів рівня ґрунту.
- **Сплутаність свідомості та дезорієнтація**: пацієнти можуть не впізнавати оточення, намагатися встати вночі або мати галюцинації, які змушують їх різко рухатися.
- **Побічні ефекти ліків**: Деякі ліки, особливо від тривоги, депресії або розладів сну, можуть викликати запаморочення або зниження артеріального тиску.
- **Перешкоди навколишнього середовища**: неправильно розміщені меблі, електричні дроти, килими та недостатнє освітлення можуть сприяти падінню.

Стратегії профілактики :
- **Регулярна оцінка**: Дуже важливо регулярно оцінювати рухові навички пацієнта, а також його оточення, щоб виявити потенційні ризики.
- Безпека будинку:

- Приберіть перешкоди з землі.
- Встановіть поручні у ванній кімнаті та біля ліжка.
- Використовуйте неслизькі килимки.
- Забезпечте належне освітлення, особливо вночі.
- Обирайте відповідне взуття з хорошою підтримкою та неслизькою підошвою.
- **Регулярні фізичні вправи**: заохочуйте пацієнтів виконувати м'які вправи, такі як ходьба або тай-чи, які можуть покращити рівновагу та м'язову силу.
- **Перевірка прийому ліків**: Попрацюйте з лікарем, щоб переконатися, що призначені ліки не підвищують ризик падіння без потреби.
- **Навчання та інформування**: навчіть опікунів та членів сім'ї розпізнавати ризики падінь та діяти відповідно до них.

Падіння серед пацієнтів з хворобою Альцгеймера не є неминучими. Розуміючи пов'язані з цим ризики та впроваджуючи превентивні заходи, кількість інцидентів можна значно зменшити. Це процес, який вимагає постійної уваги, постійної оцінки та тісної співпраці між особами, які здійснюють догляд, медичними працівниками та сім'єю для забезпечення безпеки пацієнта.

Відповідні методи мобілізації

Мобілізація пацієнтів з хворобою Альцгеймера вимагає особливої уваги не лише через фізичні, але й когнітивні проблеми. Хвороба може погіршити сприйняття, здатність слідувати інструкціям та рухову координацію пацієнта. Тому методи мобілізації повинні бути адаптовані таким чином, щоб забезпечити безпеку і комфорт пацієнта, поважаючи його гідність.

Загальні принципи мобілізації :
- **Комунікація**: Перед будь-якою мобілізацією м'яко і чітко поговоріть з пацієнтом, пояснивши, що ви збираєтеся робити.
- **Спокійний підхід**: Раптові або несподівані рухи можуть викликати занепокоєння або опір.
- **Безпека понад усе**: переконайтеся, що навколишнє середовище безпечне, з нелизькими поверхнями та без перешкод.

Конкретні методи :
- Переміщення з ліжка на стілець:
  - За необхідності використовуйте розсувні листи або дошки для перенесення.
  - Переконайтеся, що пацієнт сидить на краю ліжка, а його ноги міцно стоять на підлозі, перш ніж вставати.
  - Перш ніж повністю рухати руками, підтримайте їх і переконайтеся, що вони здатні витримати свою вагу.

- Прогулянка:
  - Якщо пацієнт нестійкий, використовуйте ремінь для ходьби або ходунки.
  - Ідіть поруч з ними, трохи позаду, готові надати підтримку.
  - Заохочуйте повільні, впевнені кроки, уникаючи нерівних поверхонь.

- Пасивна мобілізація :
  - Якщо пацієнт прикутий до ліжка і не може самостійно пересуватися, виконуйте пасивні рухи, щоб уникнути скутості суглобів.
  - Обережно підтримуйте кінцівку і рухайте її в нормальному діапазоні рухів.

- Використання допоміжних пристроїв:

Механічні підйомники можна використовувати для пацієнтів, які не можуть переносити власну вагу.
Переконайтеся, що ремені надійно закріплені і що пацієнту комфортно під час процесу.

Гігієна та особиста гігієна:
Допомагаючи пацієнту з особистим доглядом, переконайтеся, що він має надійну опору. Наприклад, під час купання використовуйте крісло для душу з неслизькими ніжками.

На що слід звернути увагу:
Біль може вплинути на здатність до мобілізації. Переконайтеся, що пацієнту комфортно, і розгляньте можливість застосування знеболювальних препаратів, якщо це необхідно.
Регулярно оцінюйте здатність пацієнта до мобілізації та відповідно адаптуйте методики.
Залучайте пацієнта якомога більше і заохочуйте його допомагати, наскільки це можливо.
Переконайтеся, що весь персонал навчений відповідним методам мобілізації.

Мобілізація пацієнтів з хворобою Альцгеймера може бути складним завданням, але при правильному підході це можна зробити безпечно та ефективно. Це важливий компонент догляду за такими пацієнтами, який допомагає запобігти ускладненням, таким як пролежні та втрата м'язової сили, а також покращує загальне самопочуття.

Засоби безпеки та обладнання

При роботі з пацієнтами з хворобою Альцгеймера безпека є абсолютним пріоритетом. Ці пацієнти можуть демонструвати непередбачувану поведінку, знижене сприйняття небезпеки та погіршене відчуття напрямку. Тому створення безпечного, відповідного середовища має важливе значення для запобігання нещасним випадкам і сприяння почуттю благополуччя.

Загальна фурнітура :

- **Освітлення**: Хороше освітлення має вирішальне значення для запобігання падінням. Використовуйте світильники з датчиками руху, щоб автоматично освітлювати зони, коли людина наближається, наприклад, коридори та ванні кімнати.
- **Підлога**: Уникайте килимів, які можуть створювати перешкоди. Обирайте неслизькі покриття для підлоги, особливо у ванних кімнатах.
- **Чіткі вивіски**: вивіски з малюнками можуть допомогти пацієнтам зорієнтуватися і визначити приміщення, наприклад, туалети або власну спальню.
- **Поручні**: встановіть їх у ванних кімнатах, туалетах і біля ліжка, щоб допомогти з мобілізацією.
- **Камери спостереження**: у деяких випадках, щоб забезпечити безпеку пацієнтів з групи ризику, можна встановити камери для спостереження за пересуванням і запобігання інцидентам.

Спеціальні пристрої безпеки :

- **Датчики руху**: ці пристрої можуть попередити персонал, якщо пацієнт покине своє ліжко або кімнату вночі.

Ідентифікаційні браслети: вони можуть бути оснащені GPS-чіпами для пошуку пацієнтів, які можуть загубитися.

Безпечні двері: Коди доступу або системи бейджів можуть запобігти виходу пацієнтів без нагляду.

Зменшення ризику падіння: до них відносяться низькі ліжка, килимки на підлогу, покладені поруч з ліжком, і неслизьке взуття.

Системи оповіщення: кнопки виклику або портативні пристрої дозволяють пацієнтам сигналізувати, якщо їм потрібна допомога.

Заокруглені кути на меблях: це може запобігти травмам у разі падіння.

Спеціальні зони :

Безпечні сади: огороджена територія під наглядом дозволяє пацієнтам насолоджуватися свіжим повітрям у цілковитій безпеці.

Зони релаксації: Спокійні, заспокійливі кімнати можуть допомогти впоратися зі збудженням або тривогою пацієнтів.

Освіта та навчання:
Окрім фізичного пристосування, персонал повинен бути навчений методам запобігання падінню, управлінню складною поведінкою та реагуванню на надзвичайні ситуації. Регулярні симуляції та нагадування про процедури безпеки можуть допомогти забезпечити захист пацієнтів.

Створення безпечного середовища для пацієнтів з хворобою Альцгеймера виходить за рамки простого запобігання нещасним випадкам. Воно допомагає створити атмосферу, в якій пацієнти відчувають безпеку, повагу та турботу. Впроваджуючи ці функції та пристрої безпеки, можна запропонувати високоякісний догляд, мінімізуючи при цьому ризики.

Розділ 13

СМЕРТЬ І ПАЛІАТИВНА ДОПОМОГА

Делікатний підхід до кінця життя

Догляд за пацієнтами з прогресуючою хворобою Альцгеймера і наближення кінця життя - делікатний період, який вимагає особливої уваги і чуйності. Це передбачає не лише забезпечення пацієнта відповідною медичною допомогою, але й врахування його емоційних, психологічних і духовних потреб. Делікатне наближення до кінця життя вимагає співчуття, емпатії та відкритого спілкування з пацієнтом, сім'єю та командою догляду.

1. Розпізнавання ознак кінця життя :
Пацієнти з хворобою Альцгеймера можуть мати такі симптоми, як погіршення когнітивних функцій, втрата апетиту, зростаюча нерухомість, часті інфекції або загальне погіршення стану здоров'я. Розпізнавання цих ознак означає, що догляд можна краще підготувати та адаптувати.

2. Спілкування з родиною:
Відкрито і чесно розмовляйте з родиною про перебіг хвороби, можливості паліативної допомоги та побажання пацієнта наприкінці життя. Обов'язково оберіть відповідний час у спокійній обстановці для цих делікатних розмов.

3. Паліативна допомога:
Мета - полегшити біль та інші неприємні симптоми, одночасно підтримуючи емоційні та духовні потреби пацієнта. Акцент робиться на якості життя, а не на його тривалості.

4. Повага до побажань пацієнта:
Якщо пацієнт склав попередні розпорядження або довіреність на отримання медичної допомоги,

необхідно дотримуватися його побажань щодо лікування, втручання та кінця життя.

5. Емоційна підтримка:
Пропонуйте регулярні сеанси психологічної підтримки або музичної та арт-терапії, щоб допомогти пацієнтам висловити свої емоції та знайти відчуття спокою.

6. Духовність:
Якщо пацієнт релігійний або духовний, включіть в програму важливі для нього практики або ритуали, такі як молитва, медитація або спеціальні обряди.

7. Підготовка до наслідків :
Проведіть сім'ю через процес скорботи, допомагаючи їм передбачити і зрозуміти емоції, які вони можуть відчувати. Запропонуйте такі ресурси, як групи підтримки або консультанти з питань тяжкої втрати.

8. Прощальні ритуали :
Дозвольте родині провести час з пацієнтом, поговорити з ним, потримати його за руку або послухати його улюблену музику. Ці моменти можуть допомогти заспокоїтися.

Наближення кінця життя для чутливих пацієнтів з хворобою Альцгеймера - це складний процес, який охоплює не лише медичні аспекти, а й емоції, духовність та людську гідність. Це час, коли співчуття, повага та емпатія набувають свого повного значення. Як медичний працівник, важливо м'яко провести пацієнта та його родину через цей етап, гарантуючи, що всі їхні потреби будуть поважатися і підтримуватися.

Паліативна допомога специфічні для пацієнтів з хворобою Альцгеймера

Паліативна допомога відіграє життєво важливу роль у підтримці пацієнтів з хворобою Альцгеймера, особливо на пізніх стадіях захворювання. Ця допомога не обмежується лише полегшенням фізичного болю, а й охоплює психологічні, соціальні та духовні аспекти благополуччя. Вона спрямована на покращення якості життя пацієнта та підтримку його родини. Для пацієнтів з хворобою Альцгеймера паліативна допомога набуває особливих характеристик, які відображають складність захворювання.

1. Загальна оцінка потреб :
Регулярна оцінка потреб пацієнта має фундаментальне значення для адаптації догляду до прогресування захворювання. Це включає оцінку болю (який часто недооцінюється або неправильно інтерпретується у таких пацієнтів), поведінкових симптомів і потреб у харчуванні.

2. Лікування болю :
Порушення комунікації ускладнює вираження пацієнтами свого болю. Тому дуже важливо використовувати відповідні шкали для вимірювання болю і бути уважними до невербальних ознак, таких як збудження, відмова від їжі або абстиненція.

3. Нефармакологічний підхід :
На додаток до медикаментозного лікування, додаткові методи лікування, такі як музична терапія, арт-терапія або масаж, можуть допомогти полегшити симптоми та забезпечити комфорт.

4. Лікування нервово-психічних симптомів :
Пацієнти можуть відчувати такі симптоми, як збудження, агресія або депресія. Для їх лікування часто потрібне поєднання медикаментозних і немедикаментозних підходів.

5. Харчова підтримка:
З прогресуванням захворювання можуть виникнути проблеми з харчуванням. Можна розглянути можливість регулярної оцінки харчового статусу, використання відповідних продуктів або ентерального харчування.

6. Відповідне спілкування :
Підхід до комунікації повинен бути модифікований, щоб задовольнити потреби пацієнтів, які можуть мати труднощі з розумінням або самовираженням. Краще використовувати просту, чітку та повторювану комунікацію.

7. Емоційна та духовна підтримка:
Повага до переконань і цінностей пацієнта є дуже важливою. Цінною підтримкою може стати залучення капеланів, консультантів або інших духовних спеціалістів.

8. Підтримка сімей :
Сім'ї часто потребують настанов, освіти та емоційної підтримки. Допомагати їм зрозуміти, чого очікувати, надавати ресурси та підтримувати їх у процесі скорботи - все це має важливе значення.

9. Завчасне планування догляду :
Хоч це і важко, але важливо обговорити з родиною побажання пацієнта щодо догляду, особливо з таких питань, як реанімація, штучне харчування та госпіталізація.

10. Місце надання допомоги:
Рішення про те, де буде надаватися допомога (вдома, в хоспісі, в спеціалізованому закладі), має ґрунтуватися на потребах пацієнта, побажаннях сім'ї та наявних ресурсах.

Паліативна допомога пацієнтам з хворобою Альцгеймера вимагає цілісного, індивідуалізованого та орієнтованого на пацієнта підходу. Він вимагає тісної співпраці між різними медичними працівниками для забезпечення оптимального догляду як за пацієнтом, так і за його родиною.

Підтримка сімей, які пережили важку втрату

Хвороба Альцгеймера - це випробування, яке часто триває багато років, і протягом цього періоду сім'ї переживають одну за одною важкі втрати, починаючи від поступової втрати когнітивних здібностей близької людини і закінчуючи її фізичною смертю. Підтримка при важкій втраті є важливим аспектом допомоги, що дозволяє сім'ям знайти певний спокій і відновити своє життя після втрати.

1. Очікуваний траур:
Ще до смерті пацієнта сім'ї переживають так званий "очікуваний траур". Вони оплакують втрату пам'яті, особистості та здібностей своєї близької людини. Це складний процес, оскільки він змішується з болем від того, що кохана людина відходить, але все ще фізично присутня поруч.

2. Визнання унікальності важкої втрати:
Кожна сім'я і кожна людина переживає втрату по-різному. Важливо визнати цю унікальність, не

засуджувати і надавати підтримку, адаптовану до кожної ситуації.

3. Надання інформації:
Розуміння процесу хвороби, її стадій та емоційних реакцій, які вона викликає, може допомогти сім'ї ефективніше справлятися зі своїм горем. Інформаційні сесії та відкриті дискусії можна організовувати на регулярній основі.

4. Пропонувати психологічну підтримку:
Індивідуальні або групові терапевтичні сесії під керівництвом кваліфікованих фахівців можуть допомогти сім'ям висловити свої почуття, впоратися з болем і знайти стратегії для руху вперед.

5. Заохочуйте групи підтримки:
Групи підтримки - це місце, де сім'ї можуть поділитися своїм досвідом, труднощами та стратегіями подолання. Ці зустрічі зміцнюють відчуття, що вони не самотні перед обличчям хвороби.

6. Організація ритуалів:
Ритуали, релігійні чи ні, можуть допомогти надати сенс втраті, відсвяткувати життя померлого і почати процес зцілення.

7. Заохочуйте вираження почуттів:
Важливо дозволити сім'ям висловлювати свої почуття, чи то сум, злість, провину чи інші. Вираження може мати різні форми: обговорення, письмо, мистецтво, музика тощо.

8. Підготуйтеся до пост-траурної фази:
Дуже важливо підтримувати сім'ї після трагедії, допомагаючи їм уявити життя без коханої людини, відновити рівновагу та планувати нові проекти чи заходи.

Підтримка родин, які переживають важку втрату, - це делікатний шлях, який вимагає вміння слухати, співчуття та досвіду. Це процес, який не обмежується безпосередніми наслідками смерті, а є довготривалим. Визнання глибини їхнього горя і надання відповідної підтримки допомагає полегшити тягар, що лежить на родинах, і спрямувати їх до зцілення.

Розділ 14

ТЕХНОЛОГІЧНІ ІНСТРУМЕНТИ У ВІДДІЛЕННЯХ АЛЬЦГЕЙМЕРА

Використання технологій для покращення догляду

В епоху, коли домінує технологічний розвиток, цілком природно інтегрувати ці інновації у світ охорони здоров'я, зокрема, у лікування та догляд за пацієнтами, які страждають на хворобу Альцгеймера. Ці технології - далеко не просто гаджети, вони можуть принести значні зміни не лише в життя пацієнтів, але й у життя медичних працівників та їхніх родин.

1. Технології допомоги та моніторингу:
Такі пристрої, як GPS-годинники, допомагають відстежувати пересування пацієнтів, мінімізуючи ризик того, що вони заблукають. Крім того, датчики руху та камери можуть бути встановлені в будинках або закладах догляду, щоб контролювати діяльність пацієнтів, забезпечуючи їхню безпеку.

2. Покращення комунікації:
Спеціальні додатки були розроблені для полегшення спілкування між пацієнтами та їхніми родичами або доглядальниками. Ці візуальні та слухові інструменти можуть допомогти подолати мовні та когнітивні бар'єри, які виникають у міру прогресування хвороби.

3. Віртуальна реальність:
Віртуальна реальність виявилася багатообіцяючою у допомозі пацієнтам пережити спогади, відвідати знайомі місця або взяти участь у терапевтичних заходах, тим самим сприяючи їхньому емоційному та когнітивному благополуччю.

4. Ігри та додатки для когнітивної стимуляції:
Для планшетів і комп'ютерів розроблено багато інтерактивних ігор, спрямованих на розвиток пам'яті, уваги та інших когнітивних функцій. Ці ігри можуть бути

як розважальними, так і корисними для підтримки розумових здібностей.

5. Телемедицина та дистанційний моніторинг:
Телемедицина дозволяє лікарям і медичним працівникам спостерігати за пацієнтами дистанційно, забезпечуючи доступ до медичної допомоги без необхідності частих поїздок, що може бути особливо корисним для пацієнтів, які проживають у віддалених районах.

6. Робототехніка та штучний інтелект:
Роботи, оснащені штучним інтелектом, були впроваджені в деяких установах, щоб допомогти в догляді за пацієнтами, будь то моніторинг, соціальна взаємодія або навіть такі завдання, як видача ліків.

7. Бази даних та електронні медичні картки:
Використання електронних медичних записів дозволяє покращити координацію між різними медичними працівниками, гарантуючи більш узгоджене та ефективне лікування.

Інтеграція технологій у догляд за пацієнтами з хворобою Альцгеймера відкриває нові можливості як з точки зору ефективності лікування, так і якості життя пацієнтів. Однак важливо, щоб ці інновації використовувалися розумно, доповнюючи традиційні підходи і завжди в найкращих інтересах пацієнта.

Інструменти спостереження та безпеки

При догляді за пацієнтами з хворобою Альцгеймера безпека є головним питанням. З прогресуванням хвороби пацієнти можуть бути схильні до непередбачуваної поведінки, дезорієнтації і навіть втечі. Сучасні технології пропонують цілий ряд інструментів, які при правильному використанні можуть забезпечити більшу безпеку для таких пацієнтів, зберігаючи при цьому їхню гідність.

1. Пристрої геолокації:
   - **GPS-годинники**: ці непомітні, зручні в носінні годинники відстежують місцезнаходження пацієнта в режимі реального часу. Їх також можна запрограмувати на надсилання сповіщень, якщо пацієнт залишає певну територію.
   - **Устілки з GPS**: пацієнтам, які не можуть носити годинник, можна вставити в взуття устілки з GPS.
2. Сигналізації та датчики руху:
   - **Дверні датчики**: вони подають сигнал, якщо двері відчинені, що особливо корисно для запобігання виходу людей на вулицю вночі.
   - Датчики **руху**: їх можна використовувати для моніторингу певних зон, наприклад, входу в будинок або кімнату.
3. Камери спостереження:
   - Стратегічно розміщені, вони дозволяють доглядальникам дистанційно контролювати певні кімнати, гарантуючи безпеку пацієнта та пропонуючи певний рівень автономії.
   - Для моніторингу в режимі реального часу часто доступні мобільні додатки.
4. Пристрої зв'язку:
   - **Переговорні пристрої**: забезпечують зв'язок між різними кімнатами, ідеально підходять для заспокоєння пацієнта або швидкого втручання.
   - **Годинники, що спілкуються**: На додаток до геолокації, деякі годинники забезпечують прямий зв'язок з власником.

5. Медичні системи оповіщення:

Кнопки екстреного виклику: носяться на шиї або на зап'ясті, і при активації надсилають сигнал тривоги в центр управління або родичам.

6. Спеціальні мобільні додатки:

Існує низка додатків, спеціально розроблених, щоб допомогти опікунам стежити за пацієнтами з хворобою Альцгеймера, з такими функціями, як нагадування про прийом ліків, геолокація та прямий зв'язок.

7. Пристрої для блокування наркотиків та домашньої безпеки:

Скриньки з ліками, що замикаються, запобігають випадковому передозуванню.

Захисні пристрої для варильних поверхонь та інших небезпечних побутових приладів запобігають нещасним випадкам у побуті.

Користуючись перевагами цих інструментів моніторингу та безпеки, важливо поважати конфіденційність і гідність пацієнта. Використання цих пристроїв повинно відбуватися за згодою і прозоро, гарантуючи, що пацієнт і його сім'я поінформовані і не відчувають дискомфорту від вжитих заходів.

Технологія як засіб комунікація та прихильність

Технологічний розвиток трансформував спосіб нашого спілкування та взаємодії. Для пацієнтів з хворобою Альцгеймера ці інновації можуть запропонувати нові способи спілкування, а також пожвавити їхню взаємодію з навколишнім світом, незважаючи на перешкоди, спричинені хворобою.

1. Планшети та специфічні програми:
Планшети з інтуїтивно зрозумілим інтерфейсом є безцінним інструментом. Спеціальні додатки дозволяють пацієнтам брати участь в іграх на пам'ять, висловлювати свої емоції або просто спілкуватися з близькими за допомогою відеодзвінків.

2. Віртуальна та доповнена реальність:
Ці імерсивні технології можна використовувати, щоб повернути пацієнтів у знайоме середовище, допомогти їм пережити спогади або навіть для релаксаційної терапії. Вони пропонують мультисенсорний досвід, який можна адаптувати до конкретних потреб пацієнта.

3. Музичні та відеоплатформи:
Музика здатна викликати спогади та емоції. Завдяки таким платформам, як Spotify та YouTube, можна створювати персоналізовані плейлисти, які нагадуватимуть пацієнтам про цінні моменти в їхньому житті.

4. Адаптовані відеоігри:
Деякі відеоігри були спеціально розроблені для людей з деменцією, стимулюючи їхнє пізнання та даруючи їм моменти розваг.

5. Соціальні роботи:
Такі роботи, як Paro, інтерактивний тюлень, та Pepper, були розроблені для соціальної взаємодії з пацієнтами, забезпечуючи їх джерелом спілкування та взаємодії.

6. Комунікаційні годинники та браслети:
На додаток до простого моніторингу, деякі з цих пристроїв забезпечують двосторонню взаємодію, дозволяючи пацієнту передати повідомлення або висловити потребу.

7. Онлайн-форуми та спільноти:
Для сім'ї та друзів ці простори дають можливість ділитися, вчитися і знаходити підтримку. Іноді самі пацієнти, особливо на ранніх стадіях захворювання, можуть отримати користь від такого обміну.

Руйнуючи традиційні комунікаційні бар'єри, технології відкривають багатообіцяючі шляхи для взаємодії з пацієнтами з хворобою Альцгеймера. Однак важливо адаптувати ці інструменти до індивідуальних потреб кожного пацієнта та інтегрувати їх у цілісний підхід до догляду. Завжди перебуваючи на передовій, ми також повинні забезпечити доступність цих технологічних інновацій для всіх, щоб кожен пацієнт міг скористатися досягненнями в цій галузі.

Розділ 15

ДОСЛІДЖЕННЯ ТА ЇХНІЙ ВПЛИВ З МЕДСЕСТРИНСЬКОЇ ПРАКТИКИ

Поточні досягнення у дослідженнях хвороби Альцгеймера

Хвороба Альцгеймера є складним і багатофакторним захворюванням, яке є предметом інтенсивних досліджень у всьому світі. За останні роки було досягнуто значних успіхів у з'ясуванні певних механізмів розвитку хвороби та відкрито нові терапевтичні шляхи. Пропонуємо вашій увазі огляд основних досягнень і тенденцій у сучасних дослідженнях хвороби Альцгеймера.

1. Визначення біомаркерів:
Досягнення в галузі медичної візуалізації та молекулярної біології дозволили ідентифікувати специфічні біомаркери, такі як білки тау і бета-амілоїд, присутні в аномальних кількостях у мозку пацієнтів. Ці біомаркери пропонують нові інструменти для ранньої діагностики та моніторингу захворювання.

2. Генна терапія:
Певні генетичні мутації пов'язані з підвищеним ризиком розвитку хвороби Альцгеймера. Генна терапія спрямована на виправлення або заміну цих дефектних генів, пропонуючи інноваційний підхід до лікування.

3. Роль кишкової мікробіоти:
Нещодавні дослідження вказують на зв'язок між кишковою мікробіотою та розвитком хвороби Альцгеймера. Взаємодія між певними видами кишкових бактерій і мозком може відігравати певну роль у патогенезі захворювання.

4. Вакцини та імунотерапія:
Існують ініціативи з розробки вакцин, націлених на аномальні білки, пов'язані з хворобою Альцгеймера. Імунотерапія спрямована на використання імунної

системи організму для боротьби з хворобою або її профілактики.

5. Нейропластичність та нейрогенез:
Дослідження підкреслили потенціал мозку до регенерації та створення нових зв'язків. Стимулювання цієї здатності може стати перспективним способом сповільнення або зворотного розвитку симптомів хвороби Альцгеймера.

6. Роль запалення:
Хронічне запалення мозку сьогодні визнано ключовим фактором прогресування хвороби. Тому протизапальні препарати вивчаються як потенційні засоби лікування.

7. Немедикаментозні методи лікування:
Окрім ліків, все частіше вивчається вплив дієти, фізичних вправ та психосоціальних втручань на запобігання або сповільнення прогресування хвороби, а також їхній потенціал у запобіганні або сповільненні прогресування хвороби.

Хоча хвороба Альцгеймера залишається серйозним викликом для медичних досліджень, останні досягнення дають проблиск надії. Сучасний міждисциплінарний підхід, що поєднує генетику, біологію, неврологію і навіть мікробіологію, дозволяє припустити, що незабаром можуть з'явитися більш ефективні рішення для профілактики, діагностики та лікування хвороби Альцгеймера.

Як дослідження впливають клінічний менеджмент

Медичні дослідження, що постійно розвиваються, відіграють фундаментальну роль у розумінні, діагностиці та лікуванні хвороб. У випадку з хворобою Альцгеймера наукові досягнення безпосередньо вплинули на клінічне лікування. Пропонуємо вашій увазі дослідження симбіозу між науковими дослідженнями та клінікою.

1. Рання діагностика:
Досягнення в дослідженнях біомаркерів і медичної візуалізації дозволили раніше і точніше діагностувати хворобу Альцгеймера. Це означає, що пацієнти можуть швидше отримати користь від лікування та підтримки, що потенційно уповільнює прогресування хвороби.

2. Цільове лікування:
Поглиблені дослідження молекулярних і генетичних механізмів захворювання призвели до розробки цілеспрямованих препаратів і терапевтичних підходів. Хоча деякі з цих методів лікування все ще перебувають на стадії оцінки, вони обіцяють більшу ефективність з меншою кількістю побічних ефектів.

3. Індивідуальні підходи:
Ера персоналізованої медицини настала. Розуміння генетичної варіабельності та індивідуальних профілів може допомогти лікарям підібрати індивідуальні методи лікування, які оптимізують результати для кожного пацієнта.

4. Немедикаментозні втручання:
Дослідження нефармакологічних втручань, таких як когнітивна стимуляція та музична терапія, довели свою ефективність. Такі методи тепер регулярно включаються до планів лікування, пропонуючи цілісний підхід до лікування.

5. Профілактика та обізнаність:
Епідеміологічні дослідження та вивчення факторів ризику сприяли кращому розумінню профілактичних

заходів. Клініцисти тепер краще підготовлені для консультування пацієнтів та їхніх родин щодо модифікації способу життя, яка може знизити ризик розвитку захворювання.

6. Міждисциплінарна співпраця:
Складність хвороби Альцгеймера вимагає міждисциплінарного підходу. Дослідження підкреслили важливість співпраці між неврологами, психологами, фізіотерапевтами, ерготерапевтами та іншими фахівцями у наданні комплексної допомоги.

7. Підготовка та навчання фахівців:
Результати досліджень включаються в навчальні програми для медичних працівників, гарантуючи, що догляд за пацієнтами буде на передньому краї сучасних знань.

Дослідження хвороби Альцгеймера є ключовим фактором у постійному вдосконаленні клінічної допомоги. Кожне нове відкриття, незалежно від того, чи стосується воно фундаментальної біології або терапевтичних втручань, збагачує спектр інструментів, доступних клініцистам для забезпечення найкращого догляду за пацієнтами. У свою чергу, клінічні спостереження часто надихають на нові напрямки досліджень, створюючи замкнене коло інновацій та прогресу.

Залучення до роботи медсестрою у клінічних дослідженнях

Медичні сестри відіграють важливу роль у медичній галузі, не лише у безпосередньому догляді за пацієнтами, але й як ключова ланка у процесі клінічних досліджень. Їхні практичні знання з догляду за пацієнтами та близькість до пацієнтів роблять їх ідеально придатними для впливу та проведення досліджень. Пропонуємо вашій увазі статтю про участь медичної сестри в клінічних дослідженнях.

1. Роль дослідницької медсестри:
Медичні сестри можуть відігравати кілька ролей у дослідженнях, зокрема бути збирачами даних, координаторами клінічних досліджень або навіть головними дослідниками, розробляючи і проводячи дослідження.

2. Необхідна підготовка та навички:
Участь у клінічних дослідженнях часто вимагає додаткової підготовки. Особливо корисними можуть бути курси з методології досліджень, біоетики та статистики. Деякі медсестри продовжують навчання в магістратурі або докторантурі, щоб поглибити свої дослідницькі навички.

3. Розробити відповідні дослідницькі питання:
Завдяки своєму повсякденному клінічному досвіду медичні сестри можуть виявити прогалини в знаннях або поточних практиках. Формулювання цих питань може стати першим кроком до клінічного дослідження.

4. Збір даних:
Медсестри часто перебувають на передовій, коли йдеться про збір даних, чи то через клінічні спостереження, відбір зразків або опитування пацієнтів. Така близькість до місця подій має важливе значення для отримання надійних і релевантних даних.

5. Етика та згода:
Медичні сестри відіграють центральну роль в отриманні інформованої згоди від пацієнтів, які беруть участь у дослідженні. Вони переконуються, що пацієнт

розуміє суть дослідження, його ризики та потенційні переваги.

6. Міждисциплінарна співпраця:
Участь у дослідженнях часто означає тісну співпрацю з лікарями, фармацевтами, статистиками та іншими медичними працівниками.

7. Поширення результатів:
Медсестри, які беруть участь у дослідженнях, можуть також брати участь у написанні статей, представляти свою роботу на конференціях або брати участь у навчальних семінарах для своїх колег.

8. Вплив на клінічну практику:
Зрештою, метою клінічних досліджень є покращення догляду за пацієнтами. Впроваджуючи результати досліджень у клінічну практику, медичні сестри відіграють вирішальну роль у постійному вдосконаленні медичної допомоги.

Участь медичних сестер у клінічних дослідженнях збагачує сферу охорони здоров'я. Їхній унікальний погляд у поєднанні з поглибленою підготовкою може призвести до відкриттів, які безпосередньо впливають на якість медичної допомоги та благополуччя пацієнтів. Кожна медсестра, як початківець, так і досвідчена, має потенціал зробити значний внесок у дослідження і, в кінцевому підсумку, в здоров'я і якість життя пацієнтів, яких вони обслуговують.

Розділ 16

БЕЗПЕРЕРВНА ОСВІТА ТА СПЕЦІАЛІЗАЦІЯ

Навчальні курси
постбазовий курс для медсестер

Після отримання диплома медсестри є багато можливостей для подальшого навчання, доступних для фахівців, які бажають спеціалізуватися, поглибити певні навички або розвивати свою кар'єру. Пропонуємо вашій увазі огляд курсів підвищення кваліфікації для медсестер.

1. Спеціалізоване навчання:
Існує кілька спеціальностей, доступних для медсестер, що дозволяють їм набути досвіду в конкретній галузі.

- **Медсестра-анестезіолог (IADE):** Ця підготовка дозволяє медсестрам спеціалізуватися на анестезії, інтенсивній терапії та невідкладній медичній допомозі.
- **Операційна медсестра (IBODE):** спеціалізація в хірургічній галузі, зосереджена на наданні допомоги хірургу та догляді за пацієнтом в операційній.
- **Ясельна медсестра**: зосереджена на догляді за дітьми, від новонароджених до підлітків.
- **Медсестра з гігієни праці**: ця спеціальність готує медсестер з профілактики професійних ризиків та зміцнення здоров'я на робочому місці.

2. Магістр медсестринства:
Це академічний курс, який надає медсестрам навички дослідження, управління проектами та лідерства у сфері охорони здоров'я.

3. Управління та лідерство:
Навчальні курси доступні для тих, хто бажає обійняти такі посади, як медсестра-менеджер, директор з догляду або керівник групи.

4. Короткі курси підвищення кваліфікації:
Метою цих курсів є вдосконалення конкретних навичок, таких як знеболення, паліативна допомога, лікування ран і рубців, геронтологія тощо.

5. Навчання психотерапії:
Для медсестер, які бажають спеціалізуватися на психічному здоров'ї, може бути корисною підготовка з психотерапії, консультування або спеціальних методик (наприклад, когнітивно-поведінкової терапії).

6. Університетські дипломи (DU) та міжуніверситетські дипломи (DIU):
Університети пропонують багато курсів DU та DIU в різних галузях, таких як онкологія, діабетологія, громадське здоров'я, медична етика тощо.

7. Навчання за кордоном:
Медсестри також можуть пройти післябазове навчання за кордоном, щоб набути нових навичок або іншого підходу до догляду за хворими.

Світ охорони здоров'я постійно змінюється, і безперервна освіта є ключовим елементом для того, щоб йти в ногу з часом і надавати найкращий можливий догляд. Курси післядипломної підготовки пропонують медсестрам можливість спеціалізуватися, розвивати свою кар'єру і відповідати мінливим потребам населення.

Значення сертифікації в геріатрії та деменції

Геріатрія, наука, присвячена медичному догляду за людьми похилого віку, та деменція, багатогранний нейрокогнітивний розлад, є сферами, що мають вирішальне значення в сучасному контексті старіння населення. Тому сертифікація з геріатрії та деменції має значну цінність як для медичних працівників, так і для суспільства в цілому. Нижче наведено огляд цієї цінності.

1. Професійне визнання:
Отримання сертифікації свідчить про наявність спеціальних знань та навичок. Це може виділити професіонала в конкурентному середовищі та відкрити двері до спеціалізованих можливостей працевлаштування.

2. Оновлення навичок:
Деменція та геріатрія - галузі, що постійно розвиваються. Сертифікація гарантує, що фахівець буде в курсі новітніх практик, методів лікування та досліджень.

3. Забезпечення якості:
Для пацієнтів, їхніх родин та роботодавців сертифікація є гарантією того, що медсестра чи лікар мають спеціалізовану підготовку та навички, що забезпечує кращу якість надання медичної допомоги.

4. Реагування на конкретні потреби:
Люди похилого віку та люди з деменцією мають унікальні потреби. Спеціалізоване навчання уможливлює цілісний підхід, враховуючи медичні, соціальні та емоційні аспекти.

5. Покращення результатів лікування пацієнтів:
Сертифіковані фахівці часто ефективніше запобігають поширеним ускладненням у літніх людей і можуть запропонувати більш відповідні стратегії втручання для людей з деменцією.

6. Розвиток міжпрофесійної співпраці:
Фахівці, сертифіковані в галузі геріатрії та деменції, часто розглядаються як ресурси у своїх установах. Вони можуть сприяти командній роботі, проводити тренінги та робити внесок у розробку політики догляду.

7. Професійний розвиток:
Спеціалізація може принести велике професійне задоволення. Зіткнувшись зі складними викликами, сертифіковані опікуни часто знаходять глибокий сенс у своїй роботі, допомагаючи вразливим верствам населення.

8. Позиціонування для лідерства:
Завдяки сертифікації медичні працівники можуть позиціонувати себе як лідерів у своїй галузі, впливаючи на рішення, політику та дослідження.

У суспільстві, де поширеність вікових захворювань, зокрема деменції, зростає, сертифікація з геріатрії та деменції є як ніколи актуальною. Це не лише крок вперед для окремого фахівця, але й зміцнює загальну спроможність системи охорони здоров'я реагувати на потреби старіючого населення з компетентністю, співчуттям та ефективністю.

Бути в курсі останніх практик та рекомендацій

У сфері медицини та охорони здоров'я не можна недооцінювати важливість бути в курсі останніх досліджень, практик та рекомендацій. Медицина постійно розвивається, з технологічним прогресом, науковими відкриттями та новими протоколами. Ось кілька способів і причин бути в курсі подій.

1. Чому це важливо:
   - **Якість догляду**: Надання найкращого можливого догляду означає знання та застосування найновіших і найефективніших методів.
   - **Безпека пацієнта**: якщо бути в курсі останніх рекомендацій, можна запобігти медичним помилкам та ускладненням.
   - **Еволюція професії**: З появою нових захворювань і станів, а також нових методів лікування, медична професія постійно змінюється.
   - **Професійне визнання**: професіонали, які йдуть в ногу з часом у своїй галузі, користуються більшою повагою серед колег і, як правило, мають більше професійних можливостей.
2. Як залишатися в курсі подій:
   - **Читання наукових журналів**: Рецензовані медичні журнали є надійними джерелами останніх досліджень і рекомендацій.
   - **Конференції та семінари**: на цих заходах проводяться конференції, присвячені останнім досягненням, і надається можливість поспілкуватися з експертами в цій галузі.
   - **Безперервне навчання**: Багато професійних організацій та асоціацій пропонують безперервне навчання, щоб допомогти фахівцям зміцнити та оновити свої навички.
   - **Дискусійні групи та спеціалізовані форуми**: Медичні онлайн-форуми та дискусійні групи можуть бути чудовими платформами для обміну інформацією та досвідом.
   - **Професійні мережі**: регулярна взаємодія з колегами та експертами може забезпечити свіжі перспективи та оновлення поточної практики.
   - **Цифрові додатки та платформи**: багато медичних додатків регулярно оновлюють настанови, ліки та протоколи.

Книги та посібники: Хоча література може швидко застарівати в певних спеціальностях, вона залишається цінним ресурсом для поглиблення знань.
3. Подолання перешкод:

Брак часу: Дуже важливо регулярно виділяти час на професійне вдосконалення, навіть якщо це означає жертвувати іншими видами діяльності.

Інформаційне перевантаження: Враховуючи обсяг доступної інформації, важливо розробити стратегію фільтрації того, що є найбільш актуальним і достовірним.

Витрати: Відвідування конференцій або купівля підписки можуть бути дорогими, але думайте про це як про інвестицію у свою кар'єру. Багато асоціацій пропонують знижені тарифи або субсидії на підвищення кваліфікації.

Бути в курсі останніх практик і рекомендацій - це не лише професійний обов'язок, але й обов'язок перед пацієнтами. У світі, що постійно змінюється, знання новітніх технологій гарантує найкращий рівень надання медичної допомоги, що приносить користь як медичним працівникам, так і пацієнтам, яких вони обслуговують.

Розділ 17

ФАРМАКОЛОГІЯ ТА ХВОРОБА АЛЬЦГЕЙМЕРА

Ліки, що часто призначаються та спосіб їх дії

Хвороба Альцгеймера - це нейродегенеративний розлад, від якого наразі не існує ліків. Однак були розроблені певні препарати для лікування когнітивних і поведінкових симптомів, пов'язаних з цією хворобою. Хоча ці препарати не можуть зупинити прогресування хвороби, вони можуть допомогти поліпшити якість життя пацієнтів і сповільнити погіршення певних когнітивних функцій.

1. Інгібітори холінестерази:
    Донепезил (Арісепт): Використовується для лікування легких та помірних симптомів хвороби Альцгеймера. Діє шляхом підвищення рівня нейромедіатора ацетилхоліну, який знижується у людей з хворобою Альцгеймера.
    Ривастигмін (Екселон): Також використовується для лікування легких та помірних симптомів. Діє так само, як донепезил.
    Галантамін (Ремініл): Цей препарат призначають при легкій та помірній формах захворювання. Він також діє шляхом підвищення рівня ацетилхоліну в мозку.
2. Антагоніст NMDA-рецепторів:
    Мемантин (Ebixa, Namenda): це препарат для лікування помірних і важких симптомів хвороби Альцгеймера. Замість того, щоб впливати на ацетилхолін, він регулює активність глутамату, іншого нейромедіатора. При надмірному виробленні глутамат може призвести до загибелі клітин мозку.
3. Ліки для лікування некогнітивних симптомів:
    Антипсихотики: їх можна використовувати для лікування таких симптомів, як агресія, збудження

або галюцинації. Приклади включають рисперидон (Риспердал), оланзапін (Зипрекса) і кветіапін (Сероквель). Однак ці препарати можуть мати значні побічні ефекти, особливо у людей похилого віку.

Антидепресанти: їх можуть призначати для лікування депресивних симптомів, часто пов'язаних з хворобою Альцгеймера. Наприклад, сертралін (Золофт) або циталопрам (Селекса).

Анксіолітики: для лікування тривоги можуть бути призначені такі препарати, як лоразепам (Атіван) і діазепам (Валіум), хоча їх слід застосовувати з обережністю через ризик побічних ефектів.

Важливо зазначити, що реакція на ці препарати може відрізнятися у різних пацієнтів. Крім того, всі ці препарати можуть мати побічні ефекти, деякі з яких можуть бути серйозними. Саме тому під час прийому цих препаратів необхідний регулярний медичний нагляд. Рішення про прийом ліків слід приймати після консультації з лікарем, який спеціалізується на лікуванні деменції або хвороби Альцгеймера.

Керування побічними ефектами

Лікування пацієнтів з хворобою Альцгеймера не обмежується боротьбою з когнітивними симптомами. Часто призначені ліки можуть мати побічні ефекти. Для медсестер важливо знати про ці ефекти, швидко розпізнавати їх і відповідно втручатися, одночасно навчаючи сім'ю і самого пацієнта.

1. Виявлення побічних ефектів:
Перш за все, важливо знати про загальні побічні ефекти, пов'язані з кожним препаратом. Вони можуть

варіюватися від легкої нудоти до більш серйозних реакцій.

2. Регулярний моніторинг:
- **Клінічне спостереження**: відстежуйте зміни в поведінці, стані свідомості, рухливості, харчуванні, ковтанні та інших життєво важливих функціях.
- **Розпитування**: Регулярно запитуйте пацієнтів про їхнє самопочуття, навіть якщо спілкування може бути обмеженим.

3. Проактивне управління:
- **Нудота та блювання**: ці симптоми можуть бути поширеними, особливо при застосуванні інгібіторів холінестерази. Прийом ліків під час їжі може допомогти. Якщо проблема не зникає, може знадобитися переглянути дозування або змінити препарат.
- **Діарея або запор**: збалансована, багата на клітковину дієта з достатнім питним режимом може допомогти запобігти цим симптомам. За необхідності можна розглянути можливість застосування м'яких проносних засобів.
- **Втома або слабкість**: Коригування часу прийому ліків, наприклад, у вечірній час, може бути корисним.

4. Лікування нервово-психічних побічних ефектів:
Деякі ліки, зокрема антипсихотики, можуть викликати такі симптоми, як збудження, безсоння або навіть галюцинації. У таких випадках важливо переоцінити потребу в ліках. Іноді може знадобитися коригування дози або заміна ліків.

5. Сімейне виховання:
Сім'ї повинні бути поінформовані про потенційні побічні ефекти, про те, як їх розпізнати і що робити, якщо їх помітили. Відкрите спілкування має важливе значення.

6. Робота з медичною командою:
Тісно співпрацюйте з лікарем, фармацевтом та іншими членами медичної команди. Вони можуть надавати поради, коригувати дозування або рекомендувати альтернативні варіанти.

7. Етичні міркування:
Важливо завжди ставити інтереси пацієнта на перше місце. Якщо препарат завдає більше шкоди, ніж користі, його корисність потрібно переоцінити.

Управління побічними ефектами вимагає пильності, терпіння та ефективної комунікації. Медична сестра, як центральна ланка догляду за пацієнтами, відіграє вирішальну роль у забезпеченні того, щоб ліки покращували якість життя, не завдаючи при цьому додаткової шкоди.

Нові треки та експериментальні методи лікування

Медичний світ постійно розвивається, і хвороба Альцгеймера не є винятком. Дослідники по всьому світу наполегливо працюють над пошуком нових методів лікування, і деякі з цих експериментальних розробок дають проблиск надії на майбутнє. Для медичного працівника важливо залишатися в курсі подій і бути відкритим до інтеграції нових методів або ліків у план лікування.

1. Генна терапія:
Ідея полягає у використанні векторів для введення або модуляції експресії певних генів, які можуть відігравати певну роль у прогресуванні хвороби. Хоча генна терапія все ще перебуває в зародковому стані, досягнення в цій галузі можуть відкрити нові двері в боротьбі з хворобою Альцгеймера.

2. Імунотерапія:
Метою цих методів лікування є стимулювання імунної системи для боротьби з бета-амілоїдними білками, які, як вважається, є причиною утворення характерних для хвороби бляшок. Моноклональні антитіла знаходяться в авангарді цих досліджень.

3. Лікування на основі пептидів:
Деякі дослідники працюють над пептидами, покликаними пригнічувати утворення бета-амілоїдних бляшок або сприяти їхньому розщепленню.

4. Електромагнітна стимуляція:
Ідея полягає у використанні електромагнітних полів для стимуляції певних ділянок мозку в надії покращити когнітивні функції та сповільнити прогресування хвороби.

5. Мультимодальний підхід:
Замість того, щоб націлюватися на один аспект хвороби, цей метод поєднує в собі кілька втручань, спрямованих на різні механізми, що беруть участь у розвитку хвороби Альцгеймера.

6. Модуляція мікробіому:
Дослідження показали зв'язок між здоров'ям кишечника і мозку, що спонукало вчених дослідити, як зміна мікробіому кишечника може вплинути на хворобу Альцгеймера.

7. Терапія стовбуровими клітинами:
Використовуючи стовбурові клітини для заміни пошкоджених або відмираючих нейронів, можна відновити деякі когнітивні функції.

8. Утилізовані ліки:
Ліки, спочатку розроблені для інших захворювань, вивчаються на предмет їхнього потенціалу для лікування хвороби Альцгеймера. Наприклад, певні антидіабетичні препарати досліджуються на предмет їх нейропротекторної дії.

Важливо розуміти, що багато з цих методів лікування все ще перебувають на експериментальній стадії, і пройде певний час, перш ніж вони стануть широко використовуватися, якщо взагалі стануть. Тим не менш, вони втілюють інновації та рішучість наукової спільноти шукати відповіді на одне з найактуальніших питань сучасної медицини. Для медсестер бути в курсі цих досягнень не тільки допомагає покращити догляд, але й дає надію та підбадьорення пацієнтам та їхнім родинам.

Розділ 18

ДУХОВНІСТЬ І ТУРБОТА

Важливість духовності у пацієнтів з хворобою Альцгеймера

Духовність часто є важливим аспектом людського життя, що впливає на наше розуміння себе, свого місця у Всесвіті та наших стосунків з іншими людьми. Для людей з хворобою Альцгеймера духовність може відігравати фундаментальну роль у їхньому загальному самопочутті, якості життя та здатності справлятися зі своїм станом.

1. Закріплення та ідентичність:
Незважаючи на когнітивні втрати та особистісні зміни, які можуть відбуватися при хворобі Альцгеймера, духовність часто залишається недоторканою частиною ідентичності людини. Ритуали, молитви чи знайомі пісні можуть нагадувати людині про те, хто вона є і звідки походить, забезпечуючи відчуття безперервності та зв'язку з минулим.

2. Комфорт і спокій:
Духовність може принести неабияку втіху, особливо в моменти розгубленості чи страждань. Духовні ритуали, молитва або медитація можуть принести відчуття миру, порядку і спокою перед обличчям викликів хвороби.

3. Зміцнення зв'язків у громаді:
Участь у духовних чи релігійних заходах може допомогти пацієнтам підтримувати соціальні зв'язки, чи то в межах конгрегації, молитовної групи чи інших громадських груп. Ці зв'язки можуть зменшити відчуття ізоляції та зміцнити почуття приналежності.

4. Емоційна експресія:
Духовність часто пропонує простір, де емоції, навіть ті, які важко висловити, можуть бути розпізнані та підтверджені. Такі почуття, як горе, розчарування, гнів

чи надія, можна спрямувати через молитву, медитацію чи інші духовні практики.

5. Погляд на хворобу:
Певні духовні чи релігійні традиції можуть запропонувати погляд на страждання, хворобу чи занепад, допомагаючи людям та їхнім родинам віднайти сенс чи мету у своєму досвіді.

6. Підтримка опікунів:
Духовність підтримує не лише пацієнта, але й його родину та опікунів. Вона може запропонувати ресурси для подолання стресу, смутку і вигорання, а також може бути важливою частиною процесу переживання тяжкої втрати.

7. Підготовка до кінця життя:
Духовність може допомогти у вирішенні питань, пов'язаних зі смертю, потойбічним життям та іншими екзистенційними проблемами. Вона може допомогти людям та їхнім родинам пройти через етапи завершення життя, забезпечуючи основу для розуміння і прийняття смерті.

Для медсестер, які працюють з пацієнтами з хворобою Альцгеймера, важливо визнавати і поважати духовність кожної людини. Це означає активно слухати, ставити запитання про духовні потреби та вподобання і включати їх у план догляду. Надання простору для духовності може збагатити досвід пацієнта і підтримати глибшу якість життя, навіть посеред викликів хвороби Альцгеймера.

Інтеграція духовної опіки на практиці

Інтеграція духовного виміру в сестринський догляд, особливо за пацієнтами з хворобою Альцгеймера, означає охоплення всього людського досвіду. Духовність, незалежно від того, чи пов'язана вона з релігійною традицією, чи має більш універсальну форму, лежить в основі того, що означає бути людиною. Для багатьох вона є джерелом сили, розради і сенсу, особливо перед обличчям таких викликів, як хвороба.

1. Духовна оцінка:
Одним із перших кроків в інтеграції духовної опіки є проведення духовної оцінки. Це може включати запитання про вірування, практики, ритуали та духовні потреби пацієнта. Така оцінка дозволяє пристосувати допомогу до духовних потреб пацієнта.

2. Створення сакрального простору:
Навіть у медичному середовищі створення невеликого простору для молитви, медитації чи інших духовних практик може бути корисним. Це може бути просто куточок кімнати з кількома духовними предметами, такими як священний образ, вервиця або свічка.

3. Заохочення до духовної практики:
Якщо пацієнт має регулярну практику, наприклад, молитву або медитацію, важливо підтримати його і дати йому можливість отримати до неї доступ. Це може включати в себе складання розкладу молитов або полегшення доступу до ресурсів, таких як священні тексти.

4. Робота з капеланами або духовними наставниками:
Партнерство з лікарняною капеланською службою або із зовнішніми духовними наставниками може допомогти задовольнити складні духовні потреби пацієнтів. Ці фахівці можуть запропонувати підтримку, ритуали та церемонії, адаптовані до ситуації пацієнта.

5. Активне та емпатійне слухання:
Слухання - один з найпотужніших інструментів духовної опіки. Пацієнтам часто потрібно говорити про свої страхи, надії та переконання. Емпатичне, неупереджене слухання може принести велику втіху.

6. Безперервна освіта:
Для медсестер важливо регулярно дізнаватися про різні духовні та релігійні традиції, щоб вони могли підходити до пацієнтів з повагою і розумінням.

7. Турбота про себе та самоаналіз:
Самі медсестри можуть отримати користь від інтеграції духовності у власне життя. Зв'язок з власною духовністю може допомогти впоратися зі стресом, уникнути вигорання і надати більш емпатичну допомогу.

Задоволення духовних потреб є важливим аспектом комплексного догляду. Для пацієнтів з хворобою Альцгеймера, чия ідентичність і пам'ять можуть бути в занепаді, ритуали і духовні вірування можуть забезпечити якір, відчуття безперервності і зв'язку. Наша роль як медсестер полягає в тому, щоб визнавати, шанувати і підтримувати цей вимір людського досвіду, збагачуючи нашу практику і життя наших пацієнтів.

Повага до вірувань і звичаїв

Пацієнти з хворобою Альцгеймера, хоча й стикаються з когнітивними проблемами, зберігають глибоку ідентичність, що ґрунтується на їхньому життєвому досвіді, цінностях і переконаннях. Медсестри несуть відповідальність не лише за надання медичної допомоги, але й за визнання та повагу до переконань і звичаїв, які формують тканину життя пацієнта. Ось як така чутливість збагачує клінічну допомогу.

1. Важливість вірувань і звичаїв:
Духовність і культурні звичаї надають сенс, структуру і спадкоємність для багатьох людей. Ці елементи часто відіграють ключову роль у їхньому розумінні здоров'я, хвороби та зцілення. Визнання їхньої важливості є необхідною умовою для надання комплексної та шанобливої допомоги.

2. Початкова оцінка вірувань і звичаїв:
Як тільки пацієнт поступає в лікарню, дуже важливо зібрати інформацію про його релігійні чи культурні переконання і практики. Це гарантує, що допомога буде узгоджена з цими важливими аспектами їхньої ідентичності.

3. Включення в план догляду:
Після того, як переконання і звичаї виявлені, їх потрібно включити в план догляду. Це може включати розробку спеціальної дієти, врахування святкових днів або виділення місця для молитви.

4. Робота з сім'ями:
Сім'ї відіграють центральну роль у збереженні та передачі вірувань і звичаїв. Налагоджуючи відкритий діалог з ними, медсестри можуть краще зрозуміти і задовольнити конкретні потреби пацієнта.

5. Гнучкість та адаптація:
Важливо підходити до надання допомоги з гнучким підходом і бути готовим адаптуватися до культурних і духовних потреб пацієнта. Це може означати зміщення часу прийому ліків під час Рамадану або проведення традиційних ритуалів зцілення в поєднанні з медикаментозним лікуванням.

6. Освіта та навчання:
Дуже важливо, щоб медсестри проходили постійне навчання з поваги до різних вірувань і звичаїв. Розуміння і повага до культурного і релігійного розмаїття зміцнює довіру і покращує якість догляду.

7. Особиста рефлексія:
Медсестри також повинні усвідомлювати власні переконання та упередження. Регулярний самоаналіз і прагнення до професійного розвитку можуть допомогти надавати безоціночну допомогу.

Повага до вірувань і звичаїв - це не просто доповнення до медсестринського догляду, це його фундаментальний вимір. Пацієнти, у всій своїй різноманітності, заслуговують на догляд, який визнає і шанує їхню індивідуальність. Зосереджуючись на повазі та розумінні, медсестри можуть зміцнити довірчі стосунки з пацієнтами та їхніми сім'ями, надаючи справді цілісний, особистісно-орієнтований догляд.

Розділ 19

КУЛЬТУРНЕ РОЗМАЇТТЯ У ВІДДІЛЕННІ ДЛЯ ХВОРИХ НА АЛЬЦГЕЙМЕРА

Розуміння культурного впливу на сприйняття хвороби

Культура глибоко формує те, як ми сприймаємо навколишній світ, включаючи наше розуміння і переживання здоров'я і хвороби. Для медсестри, яка працює у відділенні для людей з хворобою Альцгеймера, розуміння цих культурних нюансів є важливим для надання індивідуалізованої та емпатичної допомоги.

1. Культурні вірування та хвороба Альцгеймера:
У кожній культурі існують власні уявлення про походження та причини хвороби. У деяких культурах деменція може розглядатися як природний наслідок старіння, тоді як в інших - як прокляття або результат минулих дій. Ці переконання мають значний вплив на те, як люди та їхні сім'ї сприймають діагноз і реагують на нього.

2. Роль опікунів у різних культурах:
У деяких традиціях очікується, що сім'я візьме на себе більшу частину обов'язків по догляду. Таке очікування може контрастувати з іншими культурами, де використання стороннього догляду є нормою. Розуміння цієї динаміки допомагає медсестрі орієнтуватися у взаємодії з сім'єю та підтримувати її рішення.

3. Комунікація та стигматизація:
У деяких культурах хвороба Альцгеймера та інші форми деменції можуть піддаватися стигматизації, що змушує сім'ї уникати розмов на цю тему або приховувати діагноз. Ця стигма може впливати на швидкість звернення за медичною допомогою і на те, наскільки добре пацієнт інтегрований у суспільство.

4. Ритуали, рутини та звичаї:
Щоденні ритуали, молитовні процедури та інші культурні звичаї можуть мати значний вплив на самопочуття пацієнтів. Повага та інтеграція цих практик у план догляду може допомогти заспокоїти і направити пацієнтів, зберігаючи при цьому почуття ідентичності.

5. Альтернативні та взаємодоповнюючі підходи:
У деяких культурах надають перевагу традиційним засобам лікування або цілісним підходам до лікування симптомів хвороби. Хоча ці методи не замінюють медикаментозне лікування, вони можуть запропонувати пацієнтам комфорт і відчуття близькості.

6. Важливість культурної підготовки:
Опікунів та піклувальників необхідно навчати культурній компетентності - підходу, який цінує розмаїття, заохочує особисту рефлексію та сприяє безперервному вивченню різних культурних перспектив.

Культура, у всьому її багатстві і складності, відіграє центральну роль у тому, як ми розуміємо і ставимося до хвороби Альцгеймера. Підходячи до кожного пацієнта та його сім'ї з відкритим серцем, ставлячи запитання і прагнучи зрозуміти, медсестри можуть подолати культурні бар'єри і надати дійсно персоналізований і турботливий догляд.

Адаптація догляду відповідно до культурного походження

Лікування хвороби Альцгеймера передбачає не лише медичні знання, але й чутливість, з якою медичний працівник підходить до пацієнта і взаємодіє з ним. Це стає ще більш актуальним, коли ми беремо до уваги багату тканину культурного розмаїття, з якого складається наше суспільство. Адаптація медичної допомоги до культурних особливостей - це підхід, який визнає і поважає це розмаїття, гарантуючи, що до кожного пацієнта ставляться з гідністю і розумінням.

1. Слухати, щоб зрозуміти:
Замість того, щоб застосовувати універсальний підхід, важливо активно слухати пацієнтів та їхні родини, щоб зрозуміти їхні цінності, переконання та очікування. Таке активне слухання слугує орієнтиром для персоналізації плану догляду.

2. Визнання звичаїв та обрядів:
Будь то щоденний ритуал, молитва чи традиційна їжа, ці звичаї можуть мати глибоке значення для пацієнта. Включення цих ритуалів у повсякденний догляд може забезпечити відчуття нормальності та комфорту.

3. Робота з сім'єю:
Сім'я часто відіграє центральну роль у догляді за пацієнтом, особливо в культурах, де догляд за людьми похилого віку високо цінується. Тісна співпраця з родиною, повага до їхніх побажань та вподобань може підвищити якість догляду за пацієнтом.

4. Повага до традиційних медичних вірувань:
У деяких культурах надають перевагу традиційним засобам лікування або альтернативним підходам. Хоча ці методи потребують оцінки з точки зору безпеки та ефективності, прояв поваги та відкритості до цих практик зміцнює довіру між доглядальником і пацієнтом.

5. Мовні бар'єри:
Мова може бути основною перешкодою в отриманні допомоги. Використання перекладачів або

технологічних інструментів для полегшення спілкування може значно покращити якість догляду та уникнути непорозумінь.

6. Підвищення культурної компетентності:
Вкрай важливо, щоб медсестри проходили постійне навчання з культурної компетентності, яке допоможе їм зрозуміти специфічні нюанси кожної культури і відповідно адаптувати свою допомогу.

7. Чутливість до культурних табу:
У деяких культурах можуть існувати специфічні табу, що стосуються фізичного контакту, скромності чи інших аспектів догляду. Усвідомлення та повага до цих чутливих аспектів може допомогти уникнути образи пацієнта або його родини.

Адаптація догляду до культурних особливостей - це не просто питання ввічливості чи зручності. Це підхід, глибоко вкорінений у повазі до людської гідності, визнанні того, що кожна людина є носієм історії, культури та ідентичності, які заслуговують на пошану. Наголошуючи на індивідуальності та персоналізації, доглядальниці та доглядальники можуть запропонувати справді цілісний догляд, де пацієнт завжди знаходиться в центрі процесу догляду.

Ефективна комунікація через мовні бар'єри

У сучасному медичному ландшафті медичні працівники часто стикаються з проблемами комунікації, які ускладнюються мовними бар'єрами. Хвороба Альцгеймера, яка впливає на пам'ять і пізнання, ще більше посилює ці виклики. Для медсестер, які працюють у відділеннях для людей з хворобою

Альцгеймера, вміле подолання цих мовних бар'єрів є важливим для забезпечення ефективної, емпатичної допомоги.

1. Важливість невербальної комунікації:
Коли слова не спрацьовують або їх не розуміють, на допомогу приходить мова тіла. Підбадьорлива посмішка, ніжний дотик або простий жест слухання можуть передати повідомлення про розуміння і підтримку. Ці невербальні нюанси часто можуть стати мостом між медсестрою та пацієнтом, коли мова є бар'єром.

2. Використання професійних перекладачів:
Послуги усного перекладача, чи то особистого, чи то по телефону, чи то за допомогою додатків, можуть бути безцінними. Професійний перекладач - це не лише перекладач слів, але й перекладач культурного контексту, який забезпечує збереження нюансів і тонкощів.

3. Технологічні інструменти:
Сьогодні існує широкий спектр додатків та інструментів, які можуть полегшити переклад у режимі реального часу. Хоча ці інструменти не можуть повністю замінити людину-перекладача, вони можуть стати великою підмогою під час швидкої взаємодії або за відсутності перекладачів.

4. Піктограми та зображення:
Зображення або піктограми можна використовувати для ілюстрації дій, потреб або почуттів. Ці візуальні інструменти можуть подолати мовний бар'єр, особливо в ситуаціях, коли дуже важливо зрозуміти нагальні потреби пацієнта.

5. Навчання та підвищення обізнаності:
Для медсестер навчання технікам міжкультурної комунікації та стратегіям подолання мовних бар'єрів є життєво важливим. Цей тренінг готує їх до більш компетентної та впевненої взаємодії з пацієнтами різного мовного походження.

6. Заохочення до вивчення мови:
Створення середовища, в якому медсестри заохочуються до вивчення ключових фраз кількома мовами, може зміцнити комунікацію. Навіть просте привітання або слово подяки рідною мовою пацієнта може створити відчуття приналежності та поваги.

7. Відповідна документація:
Письмова інформація, чи то у вигляді медичних інструкцій, інформаційних листів або настанов, повинна бути доступною кількома мовами, щоб задовольнити потреби різних категорій пацієнтів.

Мовні бар'єри, хоч і є складною проблемою, не повинні бути нездоланною перешкодою в наданні медичної допомоги. Маючи відповідні ресурси, належну підготовку і дозу креативності та емпатії, медсестри можуть забезпечити ефективну комунікацію, підвищуючи впевненість і благополуччя пацієнтів. Зрештою, бажання встановити зв'язок і порозумітися виходить за рамки слів і ґрунтується на спільній людяності між медсестрою і пацієнтом.

Розділ 20

АЛЬТЕРНАТИВНІ ТА ДОДАТКОВІ МЕТОДИ ЛІКУВАННЯ

Ароматерапія, точковий масаж та інші нетрадиційні методи

Протягом століть людство постійно шукало способи зцілення, заспокоєння та комфорту. За межами традиційної медицини з'явилося багато альтернативних методів лікування, які були інтегровані в клінічну практику, щоб запропонувати цілісний підхід до лікування. У контексті хвороби Альцгеймера ароматерапія, акупресура та інші нетрадиційні методи стають перспективними шляхами для покращення якості життя пацієнтів.

1. Ароматерапія: вплив аромату на свідомість
Ароматерапія використовує ефірні олії, витягнуті з рослин, для покращення самопочуття. У пацієнтів з хворобою Альцгеймера певні олії, такі як лаванда або розмарин, мають заспокійливий ефект або стимулюють пам'ять. При дифузному втиранні або масажі ці олії можуть допомогти зменшити тривожність, покращити сон і навіть стимулювати певні спогади.

2. Точковий масаж: правильно розміщений тиск
Акупресура, що походить від акупунктури, - це техніка, яка використовує тиск пальців на певні точки на тілі для збалансування енергій. Це може допомогти зменшити неспокій, покращити сон і зменшити біль. Головною перевагою є те, що він не вимагає використання голок, що робить його більш прийнятним для деяких пацієнтів.

3. Рефлексотерапія
Рефлексотерапія, яка часто зосереджується на стопах, постулює, що різні точки відповідають іншим частинам або функціям нашого тіла. Ніжний, цілеспрямований тиск на ці точки може запропонувати розслаблення і

полегшення від певних недуг, допомагаючи заспокоїти збуджених пацієнтів з хворобою Альцгеймера.

4. Звукова терапія
Використовуючи тибетські чаші, камертони чи інші інструменти, звукова терапія має на меті гармонізувати тіло і розум. Для пацієнтів з хворобою Альцгеймера ці звуки можуть викликати спогади, зменшити тривогу або просто запропонувати момент втечі.

5. Хромотерапія
Ця терапія використовує кольори для впливу на настрій та емоції. Певні кольори, такі як синій або зелений, можуть мати заспокійливий ефект, тоді як інші, наприклад, жовтий або червоний, можуть стимулювати та заряджати енергією.

Хоча ці методи не претендують на те, щоб вилікувати хворобу Альцгеймера, вони можуть запропонувати моменти перепочинку, розслаблення і поліпшення якості життя. Важливо, щоб особи, які здійснюють догляд за хворими, були навчені цим методам, розуміли їх і розумно інтегрували в схему догляду, завжди поважаючи вподобання та безпеку пацієнта. У поєднанні з традиційними методами лікування ці нетрадиційні методи прокладають шлях до цілісного, насиченого та диверсифікованого догляду.

Оцінка ефективності та обмежень

Кожен пацієнт з хворобою Альцгеймера унікальний, його симптоми, історія хвороби та реакція на лікування значно відрізняються. Хоча нетрадиційні методи, такі як ароматерапія або акупресура, в деяких випадках демонструють переваги, необхідно ретельно їх оцінювати, щоб краще зрозуміти їх потенціал і обмеження.

1. Систематичне оцінювання
Важливість документації не можна недооцінювати. Перед початком альтернативної терапії дуже важливо встановити базовий рівень симптомів, поведінки та загального самопочуття пацієнта. Потім будь-які зміни, як позитивні, так і негативні, необхідно регулярно і сумлінно фіксувати, щоб мати чітке уявлення про ефективність методу.

2. Клінічні випробування та дослідження
Оцінка не повинна обмежуватися анекдотичними спостереженнями. Впровадження нетрадиційних методів у клінічну практику має ґрунтуватися на ґрунтовних дослідженнях, клінічних випробуваннях або мета-аналізах, які підтверджують їхню ефективність.

3. Спостережувані переваги
Багато пацієнтів та їхні сім'ї повідомляють про помітне поліпшення якості життя завдяки деяким з цих методів. Незалежно від того, чи це зменшення тривожності, поліпшення сну або збільшення кількості усвідомлених моментів, ці дорогоцінні моменти можуть зробити значний внесок у загальне благополуччя.

4. Обмеження та запобіжні заходи
Не менш важливо визнати, що не всі ці методи підійдуть для кожного пацієнта. Крім того, деякі з них можуть заважати медикаментозному лікуванню або бути протипоказаними через певні стани. Наприклад, деякі ефірні олії можуть бути занадто сильними для пацієнтів з чутливою шкірою, а точковий масаж може бути не рекомендованим тим, хто має проблеми з кровообігом.

5. Важливість належного навчання
Одним з основних ризиків впровадження нетрадиційних методів є неправильне застосування. Для того, щоб безпечно застосовувати ці методи лікування, доглядачі повинні бути належним чином підготовлені та розуміти як теорію, так і практику.

Оскільки традиційна медицина продовжує розвиватися в розумінні та лікуванні хвороби Альцгеймера, відкриття додаткових методів лікування пропонує ширший спектр інструментів для покращення якості життя пацієнтів. Однак, як і у випадку з будь-яким втручанням, ретельна оцінка їх ефективності та обмежень має важливе значення для забезпечення безпечного, шанобливого і дійсно корисного догляду.

Інтеграція в план догляду

Лікування хвороби Альцгеймера вимагає цілісного підходу, що охоплює як традиційні медичні втручання, так і, за необхідності, додаткові методи. Інтеграція цих різних стратегій у структурований план догляду має вирішальне значення для забезпечення послідовного, індивідуалізованого та орієнтованого на пацієнта підходу.

1. Первинна оцінка стану пацієнта
Перед тим, як скласти план догляду, необхідно провести повне обстеження пацієнта. Ця оцінка повинна охоплювати не тільки стадію захворювання і симптоми, але й уподобання пацієнта, історію хвороби, культурний і духовний рівень, а також потреби і побажання сім'ї.

2. Визначення цілей плану догляду
Цілі повинні бути чіткими, вимірюваними та адаптованими до кожного пацієнта. Наприклад, якщо пацієнт має значну тривожність, однією з цілей може бути зменшення цих епізодів за допомогою ароматерапії або сеансів релаксації.

3. Вибір відповідних втручань
Після того, як цілі визначені, наступним кроком є визначення того, які втручання будуть найбільш корисними. Якщо пацієнт виявляв інтерес до музики в минулому, музичну терапію можна інтегрувати як засіб когнітивної стимуляції.

4. Координація з командою по догляду
Усі члени медичної команди, від лікарів до санітарів, повинні бути поінформовані про план догляду та розуміти свою роль у його виконанні. Така координація гарантує, що пацієнт отримає послідовний догляд, незалежно від того, хто до нього залучений.

5. Поточна оцінка та коригування
План догляду ніколи не буває статичним. Він повинен регулярно переглядатися і коригуватися відповідно до прогресування захворювання, реакції на втручання та будь-яких змін у вподобаннях чи потребах пацієнта.

6. Залучення сім'ї
Сім'я відіграє вирішальну роль у лікуванні хвороби Альцгеймера. Їхнє залучення може бути різним - від простого інформування до активної участі в певних заходах, таких як сеанси арт-терапії або щоденні прогулянки.

Інтеграція різних методів лікування в план догляду за пацієнтом з хворобою Альцгеймера може здатися складним завданням. Однак, завдяки ретельній оцінці, детальному плануванню та ефективній комунікації в команді, що здійснює догляд, можна створити середовище, багате на втручання, які будуть адаптовані до потреб пацієнта і принесуть йому користь. Лише за допомогою такого комплексного підходу можна по-справжньому задовольнити складні потреби таких пацієнтів та їхніх родин.

Розділ 21

СЕКСУАЛЬНІСТЬ У ПАЦІЄНТІВ З ХВОРОБОЮ АЛЬЦГЕЙМЕРА

Потреби та виклики сексуальності

Сексуальність, хоча часто не береться до уваги в дискусіях про догляд за пацієнтами з хворобою Альцгеймера, залишається важливою складовою людської ідентичності та благополуччя. Потреби і проблеми, пов'язані з сексуальністю в контексті хвороби Альцгеймера, є складними і вимагають чутливого, шанобливого і розуміючого підходу.

1. Визнання дійсності сексуальних потреб
Навіть коли хвороба прогресує, багато пацієнтів зберігають сексуальні потреби та бажання. Важливо, щоб медичний персонал визнавав, що ці почуття є природними та обґрунтованими, а пацієнт був здатний дати інформовану згоду.

2. Труднощі у спілкуванні
Однією з головних проблем є поступове зниження здатності пацієнта повідомляти про свої бажання, обмеження та потреби. Це вимагає особливої уваги з боку опікунів, які інтерпретують невербальну поведінку та забезпечують благополуччя пацієнта.

3. Неналежна сексуальна поведінка
У деяких пацієнтів може розвинутися неналежна сексуальна поведінка внаслідок порушення суджень і заборон. У таких випадках дуже важливо підходити до ситуації зі співчуттям, намагаючись зрозуміти основну причину такої поведінки та розробити стратегії для її контролю.

4. Роль сім'ї та друзів
Подружжя та партнери пацієнтів можуть відчувати суперечливі почуття, коливаючись між бажанням зберегти близькість з коханою людиною і горем від поступової втрати людини, яку вони знали.

Психологічна підтримка необхідна, щоб допомогти їм орієнтуватися в цій делікатній сфері.

5. Питання згоди
Зниження когнітивних функцій, пов'язане з хворобою Альцгеймера, викликає значне занепокоєння щодо згоди в контексті сексуальних стосунків. Навчання персоналу та чіткі рекомендації щодо оцінки здатності до згоди є вкрай важливими.

6. Терапевтичні підходи
Деяким пацієнтам може бути корисною специфічна терапія, наприклад, терапія для пар або секс-терапія. Ці втручання можуть допомогти в лікуванні сексуальних проблем, що виникають у контексті захворювання.

Сексуальність у контексті хвороби Альцгеймера пов'язана з багатьма викликами, але вона нерозривно пов'язана з гідністю, ідентичністю та благополуччям пацієнта. Належний, шанобливий і добре поінформований догляд може дозволити пацієнтам та їхнім партнерам відчувати свою сексуальність у безпечний і повноцінний спосіб.

Керувати неналежна сексуальна поведінка

Поява неналежної сексуальної поведінки у пацієнтів з хворобою Альцгеймера може стати серйозним джерелом занепокоєння для тих, хто доглядає за ними, їхніх родин та інших пацієнтів. Це питання, хоч і делікатне, є аспектом догляду, до якого опікуни повинні підходити з чутливістю, професіоналізмом і емпатією.

1. Розуміння походження поведінки
Неналежна сексуальна поведінка може бути наслідком цілої низки факторів, серед яких :
- Втрата гальмувань через погіршення роботи лобових часток.
- Неправильна інтерпретація соціальних сигналів або непорозуміння між людьми.
- Незадоволені потреби, такі як потреба у фізичному контакті або прихильності.

2. Профілактика та безпечне середовище
- Переконайтеся, що місця загального користування перебувають під наглядом і що пацієнти мають приватний простір для особистих потреб.
- Заохочуйте структуровані види діяльності, які зменшують нудьгу та розчарування, що можуть призвести до неналежної поведінки.
- Забезпечити спеціальне навчання для персоналу, щоб передбачити таку поведінку та керувати нею.

3. Неконфронтаційні втручання
Коли виникає неналежна поведінка:
- Переключіть увагу пацієнта на іншу діяльність.
- Відповідайте спокійно і м'яко, уникайте вираження гніву чи розчарування.
- Поясніть відповідні обмеження просто і зрозуміло.

4. Спілкування з сім'ями
Важливо залучати сім'ю до процесу управління. Поінформуйте їх про випадки такої поведінки та запевніть, що вжито заходів для її подолання. Така прозорість будує довіру між медичною командою та родиною пацієнта.

5. Медична переоцінка
- Проконсультуйтеся з лікарем, щоб визначити, чи є якісь основні медичні причини, такі як інфекція

сечовивідних шляхів, які можуть сприяти такій поведінці.
Перегляньте поточні ліки, щоб переконатися, що вони не посилюють проблему.

6. Підтримка та навчання персоналу
Персонал має бути навчений розпізнавати неналежну сексуальну поведінку та реагувати на неї. Дебрифінги та групи підтримки можуть допомогти персоналу впоратися зі стресом та емоціями, пов'язаними з такими ситуаціями.

Незважаючи на складність проблеми, з неналежною сексуальною поведінкою можна успішно боротися завдяки поєднанню профілактичних підходів, індивідуальних втручань і відкритого спілкування. Повага до гідності пацієнта та забезпечення безпеки для всіх завжди має бути в центрі нашої уваги.

Освіта та обізнаність команда по догляду за хворими

У складному і вимогливому середовищі відділення для людей з хворобою Альцгеймера безперервна освіта і підвищення обізнаності персоналу є вкрай важливими. Це не просто передача технічних навичок, а розвиток глибшого розуміння специфічних викликів хвороби, посилення емпатії та вдосконалення методів втручання.

1. Розуміння хвороби Альцгеймера
   Біологічна основа: розуміння основних неврологічних механізмів, уражених ділянок мозку та пов'язаних з ними симптомів.
   Психосоціальний вплив: усвідомлення того, як хвороба впливає на стосунки, самооцінку та самопочуття пацієнта.

2. Техніки особистісно-орієнтованого підходу
   - Наголос на гідності, вподобаннях та індивідуальних потребах пацієнта.
   - Пам'ятайте, що за хворобою стоїть людина з її історією, симпатіями та антипатіями і власною ідентичністю.
3. Ефективна комунікація з пацієнтами
   - Навчіться використовувати просту, зрозумілу, повторювану мову.
   - Знати методи залучення, заспокоєння та розрядки напружених ситуацій.
4. Виявлення та управління складною поведінкою
   - Розуміння загальних тригерів та попереджувальних знаків.
   - Немедикаментозні методи втручання для управління збудженням, агресією та депресією, серед іншого.
5. Міждисциплінарна співпраця
   - Цінність ролі кожного члена команди, від лікарів до асистентів по догляду за хворими.
   - Техніки міжпрофесійної комунікації для узгодженої, скоординованої допомоги.
6. Важливість емоційного здоров'я команди
   - Розпізнавання ознак вигорання та методи профілактики.
   - Сприяння доброзичливості та взаємній підтримці.
7. Подальше навчання
   - Будьте в курсі досягнень у дослідженнях, лікуванні та передових практиках.
   - Заохочуйте участь у семінарах, конференціях та спеціалізованих навчальних курсах.
8. Взаємодія з сім'ями
   - Техніки ефективного спілкування з родичами, управління їхніми очікуваннями та залучення до догляду.

Освіта та інформування - це не просто формальність: вони є основою високоякісного, шанобливого та ефективного догляду. Інвестуючи в безперервну освіту та підвищення обізнаності, заклади можуть гарантувати, що кожен пацієнт отримає належний догляд, а команда, яка надає допомогу, буде підтримуватися і цінуватися в її важливій ролі.

Розділ 22

ЛІКУВАЛЬНІ ТА РЕКРЕАЦІЙНІ ЗАХОДИ

Важливість соціальних зобов'язань і стимуляції

Соціальне залучення та стимулювання - два важливі елементи догляду за пацієнтами, які страждають на хворобу Альцгеймера. Хоча ця хвороба часто може здаватися, що вона ізолює людей від їхнього оточення, ці два підходи спрямовані на те, щоб розірвати цю самотність і максимально підтримувати якість життя пацієнта. Давайте розглянемо їх важливість та переваги.

Соціальна природа людини
Людина за своєю природою є соціальною істотою. Наш досвід, спогади та стосунки є наріжними каменями нашої ідентичності. У пацієнтів з хворобою Альцгеймера ці зв'язки можуть слабшати, але фундаментальна потреба у спілкуванні залишається. Соціальна активність дає можливість відновити ці зв'язки, стимулювати спогади і зміцнити почуття приналежності.

Переваги когнітивної стимуляції
Стимуляція - когнітивна, сенсорна чи фізична - це як гімнастика для мозку.
Він має ефект :

Уповільнення прогресування симптомів: хоча хвороба не виліковна, регулярна стимуляція може допомогти зберегти певні когнітивні функції на довший час.

Підвищення самооцінки: участь у стимулюючих заходах та успішне виконання певних завдань, навіть найпростіших, може дати відчуття досягнення.

Соціальна активність як засіб досягнення добробуту
Такі заходи, як дискусійні групи, співи, настільні ігри або групові прогулянки можуть мати багато переваг:

- **Зменшення відчуття ізоляції**: Відчуття приналежності до спільноти чи групи може зменшити відчуття самотності та ізоляції.
- **Емоційна стимуляція**: позитивні емоції, що виникають під час соціальної взаємодії, можуть позитивно впливати на загальне самопочуття.

Неоціненна цінність рутини
Звична рутина в поєднанні з регулярною стимуляцією може дати відчуття нормальності та передбачуваності пацієнтам, які часто можуть відчувати дезорієнтацію та тривогу.

Соціальна активність і стимуляція - це не просто відволікаючі фактори, вони є важливими для якості життя пацієнтів з хворобою Альцгеймера. У світі, який іноді може здаватися розмитим і дезорієнтуючим, ці моменти зв'язку та активізації можуть дати відчуття мети, радості та приналежності. Вони нагадують цим пацієнтам і тим, хто їх оточує, що за хворобою все ще стоїть людина з потребами, бажаннями і здатністю відчувати і взаємодіяти.

Приклади адаптованих заходів на різних стадіях захворювання

Адаптація діяльності в міру прогресування хвороби Альцгеймера має вирішальне значення для забезпечення добробуту, комфорту та залучення пацієнтів. При виборі видів діяльності слід враховувати стадію захворювання, індивідуальні вподобання та залишкові здібності пацієнта. Розглянемо деякі приклади активностей для кожної стадії.

1. Рання стадія:
На цьому етапі люди з хворобою Альцгеймера часто все ще залишаються незалежними в багатьох видах повсякденної діяльності. Ця діяльність спрямована насамперед на стимулювання їхнього розуму та підтримання наявних навичок.

- **Читання**: Заохочуйте читати газети, журнали та романи.
- **Настільні ігри**: шахи, скрабл, карткові ігри.
- **Ремесла**: малювання, в'язання, садівництво.
- **Слухання музики і танці**: вибирайте пісні, які їм подобаються.
- **Інтелектуальні заняття**: кросворди, судоку, ребуси.

2. Помірна стадія:
На цьому етапі хвороба прогресує і з'являються більш виражені когнітивні порушення. Діяльність спрощується, але все ще дає відчуття повноцінності.

- **Просте приготування**: спекти печиво, прикрасити торти.
- **Перегляд фотографій**: гортання фотоальбомів, спогади.
- **Співати**: Співайте традиційні пісні або дитячі віршики.
- **Адаптовані фізичні вправи**: ходьба, тай-чи, м'яка йога.
- **Сенсорна діяльність**: легке озеленення, робота з фактурними предметами.

3. Просунута стадія:
На цьому етапі вербальне спілкування часто обмежене, а сенсорні потреби стають першочерговими. Діяльність

спрямована насамперед на забезпечення комфорту, заспокоєння та створення відчуття безпеки.

- **Сенсорна терапія**: ніжний масаж з ароматизованими лосьйонами.
- **Музична терапія**: прослуховування заспокійливих або знайомих мелодій.
- **Арт-терапія**: малювання пальчиками, ліплення з пластиліну.
- **Водна терапія**: розслаблюючі гарячі ванни або прості ігри з водою.
- **Світлова стимуляція**: подивіться на м'яке світло або зоряні проектори.

Кожна людина з хворобою Альцгеймера унікальна, і її вподобання та здібності будуть відрізнятися. Важливо спостерігати і уважно прислухатися до реакцій пацієнта, відповідно коригувати заходи і завжди підходити до кожного виду діяльності з терпінням, емпатією і повагою. Головне - знайти способи підтримувати зв'язок, стимулювати мозок і тіло, дарувати моменти радості, спокою і комфорту на кожній стадії цього захворювання.

Інтеграція волонтерів та сімей

Окрім медичних працівників, вирішальну роль у підтримці людей з хворобою Альцгеймера відіграють сім'ї та волонтери. Їх залучення може не лише покращити якість життя пацієнта, але й полегшити навантаження на медичних працівників. Однак така інтеграція вимагає добре скоординованого підходу, заснованого на навчанні, комунікації та взаємній повазі.

1. Роль волонтерів:
   - **Додаткові послуги**: волонтери можуть пропонувати послуги, які доповнюють послуги

професіоналів, наприклад, розважальні заходи, читання або просто спілкування.

Навчання: Для ефективної роботи волонтерів дуже важливо, щоб вони були навчені особливостям хвороби Альцгеймера, технікам спілкування та межам своєї ролі.

Координація: Очікується, що волонтери тісно співпрацюватимуть з командою догляду, ділитимуться спостереженнями та проблемами, отримуватимуть поради та підтримку.

2. Сімейні зобов'язання:

Персоналізований догляд: Сім'я має глибокі знання про людину, її вподобання та історію хвороби. Вони можуть допомогти персоналізувати догляд і діяльність, роблячи цей досвід більш значущим для пацієнта.

Емоційна підтримка: присутність близьких людей може заспокоїти і заспокоїти пацієнтів, посилюючи їхнє почуття безпеки і приналежності.

Спілкування: Регулярний обмін інформацією між медичною командою та сім'ями має важливе значення для обміну інформацією, узгодження очікувань та спільного прийняття рішень.

3. Встановіть протоколи:

Орієнтація: як волонтерів, так і членів їхніх родин слід проінструктувати про те, як працює відділення, яких правил слід дотримуватися і як правильно взаємодіяти з пацієнтами та персоналом.

Зворотній зв'язок: корисно проводити регулярні зустрічі, щоб збирати відгуки, ділитися успіхами та обговорювати проблеми.

Обмеження: Хоча ми цінуємо відданість волонтерів та їхніх родин, дуже важливо чітко визначити їхні межі, щоб уникнути будь-якої плутанини або посягань на професійні ролі.

Залучення волонтерів і родин до догляду за пацієнтами з хворобою Альцгеймера - це командна робота, яка вимагає координації, поваги та комунікації. При правильному управлінні ця співпраця може принести величезну користь, збагативши життя пацієнтів і підтримавши неймовірну роботу медичних працівників.

Розділ 23

ЕКОНОМІЧНІ ПИТАННЯ ДОПОМОГА ПРИ ХВОРОБІ АЛЬЦГЕЙМЕРА

Вартість лікування: глобальна перспектива

Через свою складність, тривалість і вплив хвороба Альцгеймера є фінансовим викликом не лише для родин пацієнтів, але й для державної та приватної систем охорони здоров'я. Розуміння загальної вартості лікування має важливе значення для прогнозування, планування та ефективного розподілу ресурсів.

1. Прямі витрати:
   - **Медичні послуги:** Це витрати на медичні консультації, госпіталізацію, медикаментозне лікування, лікування у спеціалістів та інші медичні послуги.
   - **Догляд вдома та в установах**: Наймання домашніх доглядальниць або догляд у спеціалізованому будинку для людей похилого віку може становити значні витрати.
   - **Медичне обладнання**: від обладнання для моніторингу до адаптованої постільної білизни - ці витрати можуть швидко додатися.
2. Непрямі витрати:
   - **Втрата доходу**: Сім'ї можуть бути змушені скоротити робочий час або навіть звільнитися з роботи, щоб доглядати за близькою людиною з хворобою Альцгеймера.
   - **Соціальні витрати**: стрес, депресія та виснаження серед осіб, які здійснюють догляд, можуть призвести до додаткових витрат з точки зору психічного здоров'я та благополуччя сімей.
3. Витрати для суспільства:
   - **Системи охорони здоров'я**: часті госпіталізації, консультації спеціалістів та тривале лікування створюють тиск на державні фінанси.

Економічна продуктивність: скорочення робочого часу доглядальників, а також потенційний ранній вихід пацієнтів з ринку праці можуть мати економічний ефект.

4. Стратегії пом'якшення наслідків:

Страхування та покриття: Спеціалізовані страхові поліси можуть допомогти покрити певні витрати, але важливо розуміти умови та ліміти.

Раннє фінансове планування: консультація фінансового планувальника при перших ознаках захворювання може допомогти розробити стратегію управління майбутніми витратами.

Державна підтримка: дізнайтеся про підтримку та допомогу, доступну пацієнтам з хворобою Альцгеймера та їхнім сім'ям.

Громадські ініціативи: деякі громадські програми або НУО пропонують недорогі або безкоштовні послуги, такі як групи підтримки, семінари та адаптовані заходи.

Не можна заперечувати, що витрати на догляд за хворими на Альцгеймера є значними, але завдяки глибокому розумінню, завчасному плануванню та доступу до відповідних ресурсів, сім'ї можуть орієнтуватися в цьому фінансовому ландшафті з більшою впевненістю та спокоєм.

Фінансування та медичне страхування

Лікування хвороби Альцгеймера виходить далеко за межі простого медикаментозного лікування. Вона передбачає комплексний підхід, що враховує клінічний аспект, благополуччя пацієнта, підтримку сім'ї і, неминуче, фінансові аспекти. Розуміння різних механізмів фінансування та варіантів медичного страхування є життєво важливим для забезпечення оптимального догляду за пацієнтом при збереженні сімейних ресурсів.

1. Сфера медичного страхування:
   Державне страхування: у багатьох країнах державні системи охорони здоров'я пропонують певне покриття для пацієнтів з хворобою Альцгеймера. Важливо дізнатися про критерії прийнятності, пільги, що покриваються, і будь-які граничні суми відшкодування.
   Приватне страхування: залежно від полісу, певні види страхування можуть покривати значну частину витрат. Однак умови та винятки різняться. Дуже важливо розуміти свій страховий поліс і розглянути можливість придбання додаткових страхових полісів, зокрема, на випадок довготривалого догляду або дегенеративних захворювань.
2. Державна допомога та субсидії:
   Національні програми: У деяких країнах існують спеціальні програми, спрямовані на фінансову допомогу пацієнтам з хворобою Альцгеймера та їхнім сім'ям, у вигляді прямої допомоги, податкових пільг або інших заходів підтримки.
   Місцеві ініціативи: гранти або фінансування також можуть бути доступні на місцевому рівні, через міські ради або регіональні органи.
3. Приховані витрати:
   Ліки, вартість яких не відшкодовується: не всі ліки покриваються страховкою. Дуже важливо з'ясувати це заздалегідь і розглянути альтернативні варіанти або програми медичної допомоги.
   Нетрадиційна допомога: такі види терапії, як музична або арт-терапія, можуть бути корисними, але не завжди відшкодовуються. Варто звернутися до громадських ініціатив або НУО, які

можуть запропонувати ці послуги за зниженою вартістю або безкоштовно.
4. Довгострокове планування:

Ендаумент-фонди: Створення цільового фонду або спеціальних заощаджень може допомогти покрити майбутні витрати та забезпечити безперервність догляду.

Фінансова консультація: консультація фінансового експерта, особливо того, що спеціалізується на медичному або довгостроковому догляді, може допомогти вам зорієнтуватися в складному фінансовому ландшафті догляду за хворими на Альцгеймера.

5. Дослідження та адвокація:

Будьте в курсі подій: Урядова політика, програми допомоги та варіанти страхування постійно змінюються. Важливо бути в курсі останніх подій, щоб максимізувати страхове покриття та доступне фінансування.

Залучення громадськості: участь в асоціаціях чи адвокаційних групах може не лише забезпечити підтримку, але й позитивно вплинути на політику та програми фінансування.

Фінансування та медичне забезпечення лікування хвороби Альцгеймера вимагає цілісного бачення, що охоплює не лише нагальні потреби пацієнта, але й довгострокові наслідки для його родини. Проактивний, поінформований і спланований підхід може сприяти цьому, забезпечуючи найкращу можливу якість життя для пацієнта, зберігаючи при цьому фінансове здоров'я сім'ї.

Економічна цінність медсестра-спеціаліст

Завдяки своїй поглибленій підготовці та передовим навичкам, спеціалізовані медичні сестри є невід'ємною частиною медичного ландшафту. Окрім своєї клінічної ролі, спеціалізовані медичні сестри мають економічну цінність, яку часто недооцінюють як для закладів охорони здоров'я, так і для системи охорони здоров'я в цілому. Давайте розглянемо багатогранність цієї економічної цінності.

1. Зменшення витрат на лікування:
    - **Менша** кількість **повторних** госпіталізацій: завдяки спеціалізованому догляду та підходу, орієнтованому на пацієнта, медсестра-спеціаліст може допомогти зменшити кількість повторних госпіталізацій, що означає значну економію для лікарень.
    - **Оптимізація ресурсів**: завдяки своєму досвіду вони часто здатні ефективно вести складні випадки, мінімізуючи перебування в лікарні та використання дорогих ресурсів.
2. Підвищення ефективності лікування:
    - **Прийняття обґрунтованих рішень**: Спеціалізована медична сестра часто бере участь у роботі комітетів з етики, аналітичних центрів або рад директорів, сприяючи прийняттю більш стратегічних та економічно вигідних рішень.
    - **Навчання та наставництво**: навчаючи інший медперсонал, вони допомагають покращити загальні навички команди, що призводить до більш ефективного догляду та зменшення кількості дорогих медичних помилок.
3. Підвищення цінності амбулаторної допомоги:
    - **Домашній догляд**: З розвитком потреб у медичному обслуговуванні все більше послуг

пропонується поза межами стаціонару. Спеціалізована медсестра відіграє центральну роль у забезпеченні високоякісного догляду на дому, тим самим зменшуючи витрати, пов'язані з тривалим перебуванням у лікарні.
4. Дослідження та інновації:

Участь у клінічних дослідженнях: медсестри-спеціалістки часто перебувають на передньому краї клінічних досліджень, сприяючи розробці найкращих практик, що може призвести до довгострокової економії коштів.

Впровадження інноваційних технологій: завдяки підвищенню кваліфікації вони часто першими впроваджують і навчають інших фахівців новим технологіям або методикам, оптимізуючи догляд і знижуючи витрати.

5. Задоволеність пацієнта:

Якість догляду: догляд, що надається спеціалізованими медсестрами, часто є синонімом вищої якості, що підвищує задоволеність пацієнтів і може мати позитивні економічні наслідки, зокрема, з точки зору утримання пацієнтів і позитивного сарафанного радіомовлення.

6. Зв'язок з іншими медичними працівниками:

Координація допомоги: медсестра-спеціаліст часто виступає в ролі сполучної ланки між різними фахівцями, гарантуючи, що пацієнт отримує скоординовану допомогу, що може зменшити дублювання, непотрібні аналізи та інші непотрібні витрати.

Економічна цінність спеціалізованої медсестри виходить далеко за межі простої присутності в лікарні чи клініці. Це поєднання клінічного досвіду, інновацій, навчання та координації, що в сукупності додає величезної цінності всій системі охорони здоров'я.

Розділ 24

МЕРЕЖІ ПІДТРИМКИ ТА НАЯВНІ РЕСУРСИ

Асоціації та організації присвячений хворобі Альцгеймера

У величезному світі охорони здоров'я громадська підтримка відіграє важливу роль, забезпечуючи пацієнтів, сім'ї та медичних працівників ресурсами, навчанням та адвокацією. Серед багатьох захворювань, що вражають населення світу, хвороба Альцгеймера, з її складністю та численними проблемами, спонукала до створення великої кількості асоціацій та організацій. Ці спеціалізовані організації відіграють важливу роль у підвищенні обізнаності, проведенні досліджень, підтримці пацієнтів та їхніх родин, а також навчанні медичних працівників.

1. Підвищення обізнаності та адвокація:
   - **Глобальні кампанії**: Багато організацій, таких як Всесвітня асоціація Альцгеймера, проводять глобальні інформаційні кампанії, підкреслюючи важливість визнання та інвестицій в дослідження хвороби Альцгеймера.
   - **Всесвітній день Альцгеймера**: відзначається щороку 21 вересня, цей день присвячений підвищенню обізнаності громадськості про хворобу Альцгеймера та її наслідки.
2. Дослідження та розробки:
   - **Фінансування досліджень**: такі організації, як Alzheimer's Research UK та Alzheimer's Association в США, активно фінансують перспективні дослідження, спрямовані на пошук більш ефективних методів лікування і, в кінцевому підсумку, вилікування.
   - **Конференції та симпозіуми**: Ці асоціації регулярно організовують конференції, які об'єднують дослідників з усього світу, заохочуючи обмін знаннями та інноваціями.

3. Підтримка пацієнтів та їхніх родин:
    Телефони довіри: Багато організацій пропонують телефонні лінії довіри, що дозволяють пацієнтам та їхнім сім'ям отримати пораду, підтримку та інформацію.
    Групи підтримки: ці групи, які часто очолюють кваліфіковані фахівці або волонтери, пропонують безпечний простір для спілкування, навчання та пошуку розради.
4. Навчання та ресурси для професіоналів:
    Тренінги та семінари: ці заняття покликані допомогти медичним працівникам бути в курсі останніх практик і відкриттів у лікуванні хвороби Альцгеймера.
    Публікації та настанови: Організації часто публікують посібники, брошури та інші друковані ресурси для навчання та інформування фахівців про різні аспекти захворювання.
5. Міжнародна співпраця:
    Мережі та партнерства: Організації часто працюють у мережах, обмінюючись ресурсами, інформацією та найкращими практиками через кордони.
    Програми обміну: деякі з них дають можливість дослідникам і медичним працівникам співпрацювати зі своїми міжнародними колегами, збагачуючи їхнє розуміння і підхід до хвороби.

Асоціації та організації людей з хворобою Альцгеймера відіграють фундаментальну роль у боротьбі з цим захворюванням. Вони не лише надають життєво важливу підтримку пацієнтам та їхнім родинам, але й роблять значний внесок у дослідження, освіту та підвищення обізнаності світової спільноти. Для медичних працівників вони є безцінними союзниками, які надають інструменти, ресурси та важливу мережу підтримки.

Професійні мережі для медсестер

Мистецтво медицини, з його постійними викликами, безперервним розвитком і етичними імперативами, вимагає постійної та ефективної співпраці між професіоналами. Для медичних сестер приєднання до професійних мереж та активна участь у них має важливе значення для того, щоб бути в курсі подій, обмінюватися досвідом, отримувати підтримку та сприяти прогресу професії. Давайте розглянемо ці мережі та важливість їхньої ролі для сучасної медичної сестри.

1. Важливість професійних мереж:

Оновлення та безперервна освіта: Медичний світ швидко змінюється. Мережі надають медсестрам доступ до тренінгів, конференцій та семінарів, щоб бути в курсі найновіших практик.

Обмін досвідом: Клінічні проблеми часто проявляються по-різному. Обмін досвідом з колегами може надати поради, підказки та нові перспективи для покращення лікування.

Емоційна та професійна підтримка: медсестринство - складна професія. Мережі пропонують місце, де можна поділитися проблемами, знайти підтримку, а іноді просто розслабитися.

2. Типи мереж:

Професійні асоціації: такі організації, як Коледж медсестер та Американська асоціація медсестер, пропонують своїм членам можливості для професійного розвитку та ресурси, а також захищають права медсестер.

Спеціалізовані групи: для медсестер, які працюють у певних галузях, таких як педіатрія, онкологія або геріатрія, існують спеціалізовані групи, що фокусуються на цих сферах.

Онлайн-платформи: форуми, групи в соціальних мережах і спеціальні сайти дозволяють медсестрам спілкуватися віртуально, обмінюючись ресурсами, історіями та порадами.

Місцеві групи та семінари: Іноді групи формуються на місцевому рівні, організовуючи зустрічі, сесії обміну та семінари для зміцнення місцевих навичок та мереж.

3. Активно долучатися:

Відвідування заходів: Конференції, воркшопи та семінари пропонують можливості не лише для навчання, але й для налагодження контактів.

Активний внесок: Ділитися статтями, брати участь в обговореннях і пропонувати навчальні сесії - все це способи зробити свій внесок у життєздатність мережі.

Наставництво: Для більш досвідчених медсестер наставництво молодих фахівців є цінним способом передачі знань і збагачення професії.

4. Подолання викликів:

Час: хоча є багато переваг, активна участь у мережі вимагає часу. Важливо знайти баланс між професійними обов'язками та участю в цих мережах.

Різноманітність думок: У будь-якій групі будуть існувати розбіжності в поглядах. Активне слухання, взаємна повага і готовність до розуміння є важливими для того, щоб отримати максимальну користь від такого обміну думками.

Для сучасної медичної сестри професійні мережі - це набагато більше, ніж просто членська картка. Це відкриті двері до кращої клінічної практики, постійної підтримки та професійного розвитку. Беручи активну участь, медичні сестри не тільки збагачують свою кар'єру, але й сприяють зростанню та життєздатності професії в цілому.

Безперервна освіта та вебінари

Динаміка медичного світу вимагає постійного оновлення навичок і знань. Безперервна освіта стала наріжним каменем медсестринської професії, гарантуючи, що медсестри володіють інструментами і знаннями, необхідними для надання оптимального догляду. У цифрову епоху вебінари набули першорядного значення, пропонуючи безпрецедентну гнучкість і доступ до освіти.

1. Безперервна освіта: професійний імператив :
   - **Зміна практики**: Методи, ліки та технології розвиваються. Постійне навчання дозволяє медсестрам бути в курсі цих змін.
   - **Гарантована якість медичної допомоги**: регулярне навчання гарантує, що пацієнти отримують медичну допомогу, засновану на найновіших доказах і рекомендаціях.
   - **Професійний розвиток**: Навчання підвищує впевненість у собі та знання, а також може відкрити двері до нових спеціалізацій або кар'єрних можливостей.
2. Вебінари: освіта на відстані одного кліку:
   - **Гнучкість**: медсестри часто мають напружений і ненормований графік. Вебінари можна дивитися в прямому ефірі або за запитом, залежно від доступності.
   - **Різноманітність тем**: від лікування ран до психології та технологічних інновацій - вебінари знайдуться для будь-якої ніші та інтересу.

Інтерактивність: більшість вебінарів пропонують сесію запитань і відповідей, що дозволяє безпосередньо взаємодіяти з експертами.

3. Як максимізувати ефективність вебінарів :

Виділений простір: Спокійне середовище, що не відволікає, покращує концентрацію та збереження інформації.

Активна участь: Ставити запитання, робити нотатки та брати участь у дискусіях після вебінару підсилює навчання.

Застосування на практиці: Після вебінару варто подумати про те, як ви можете використати отримані знання у своїй повсякденній практиці.

4. Пошук потрібних ресурсів :

Професійні асоціації: багато асоціацій пропонують безкоштовні або зі знижкою вебінари для своїх членів.

Університети та інститути: Багато з них пропонують програми безперервної освіти, включаючи вебінари, для медичних працівників.

Спеціалізовані **платформи**: Існують спеціалізовані платформи, які об'єднують вебінари з різних галузей, що дозволяє медсестрам обирати сесії, які відповідають їхнім конкретним потребам.

Безперервна освіта - це набагато більше, ніж професійна вимога: це демонстрація відданості медсестер своїй професії та пацієнтам. У світі, де інформація постійно знаходиться на кінчиках наших пальців, вебінари є цінною можливістю для навчання, зростання і розвитку.

Розділ 25

ІСТОРІЯ ТА РОЗВИТОК ВІДДІЛЕННЯ ХВОРОБИ АЛЬЦГЕЙМЕРА

Народження і необхідність спеціалізовані підрозділи

З розвитком медицини та розумінням суті хвороби стала очевидною потреба у більш цілеспрямованих підходах до конкретних станів. Спеціалізовані відділення, що з'явилися у відповідь на цю потребу, трансформували спосіб надання медичної допомоги, особливо при складних станах, таких як хвороба Альцгеймера.

1. **Еволюція догляду за пацієнтами :**
Протягом десятиліть лікарні та центри догляду перетворилися з універсальних структур на заклади, де допомога стає дедалі більш спеціалізованою. Це виявилося особливо корисним для захворювань, що потребують особливої уваги, ресурсів і навичок.

2. **Усвідомлення складності хвороби Альцгеймера:**
Хвороба Альцгеймера, з її підступним прогресуванням і численними проявами, вимагає комплексного догляду. Стало зрозуміло, що догляд за цими пацієнтами виходить далеко за межі медикаментозного лікування, охоплюючи психосоціальні, поведінкові та екологічні аспекти.

3. **Народження спеціалізованих підрозділів :**
У відповідь на ці виклики почали з'являтися спеціалізовані відділення. Ці відділення, часто інтегровані в заклади довготривалого догляду, були спеціально розроблені для задоволення унікальних потреб пацієнтів з хворобою Альцгеймера.

4. **Переваги спеціалізованої допомоги :**
   Адаптоване середовище: спеціалізовані відділення розроблені з урахуванням когнітивних і фізичних проблем пацієнтів, що зменшує ризики падінь і втеч.

- **Спеціально навчені команди**: Персонал цих відділень навчений розуміти та реагувати на поведінкові прояви, які часто зустрічаються у пацієнтів з хворобою Альцгеймера.
- **Мультидисциплінарний підхід**: ці підрозділи об'єднують різнопрофільну команду - лікарів, медсестер, ерготерапевтів, психологів тощо - для надання комплексної допомоги. - для надання комплексної допомоги.
- **Підтримка сімей**: усвідомлюючи емоційний тягар, який хвороба може покласти на близьких, ці підрозділи часто пропонують спеціальні ресурси та підтримку для сімей.

5. Майбутнє спеціалізованих підрозділів :

Зі зростанням поширеності хвороби Альцгеймера та пов'язаних з нею розладів потреба в таких спеціалізованих відділеннях лише зростатиме. Цілком ймовірно, що в майбутньому ми побачимо розширення цих відділень, а також появу нових методів лікування, технологій та інноваційних методів терапії.

Створення спеціалізованих відділень для хворих на хворобу Альцгеймера символізує значний прогрес у догляді за пацієнтами. Вони уособлюють визнання складності захворювання і прихильність до дійсно орієнтованого на пацієнта підходу до лікування.

Зміни в практиках і методах лікування

Погляд на історію лікування хвороби Альцгеймера свідчить про радикальну трансформацію терапевтичних підходів. Те, як ми сприймаємо, розуміємо і лікуємо цю хворобу, розвивалося стрибкоподібно, відображаючи медичні досягнення, соціокультурні зміни і поглиблення наукових знань.

1. Початкове розуміння :
У перші дні медичного визнання хвороби Альцгеймера її часто розуміли неправильно, плутаючи зі звичайним старінням або іншими психіатричними станами. Втручання були здебільшого неспецифічними, зосередженими на комфорті пацієнта, а не на глибокому розумінні хвороби.

2. Поява фармакологічних методів лікування:
З розвитком досліджень з'явилися перші препарати, спеціально розроблені для лікування симптомів хвороби Альцгеймера. Хоча вони не пропонують лікування, вони стали поворотним моментом у допомозі впоратися з певними симптомами та покращити якість життя.

3. Зростання немедикаментозних методів лікування:
Поряд із фармакотерапією зростає розуміння важливості нефармакологічних втручань. Такі види терапії, як музикотерапія, арт-терапія та когнітивно-стимулююча терапія, почали інтегруватися в плани лікування, що підкреслює важливість цілісного підходу.

4. Підхід, орієнтований на пацієнта:
З часом догляд еволюціонував, щоб зосередитися на людині, а не на хворобі. Замість того, щоб зосереджуватися виключно на дефіцитах, підхід став більш орієнтованим на залишкові сили пацієнта, прагнучи максимізувати якість життя та незалежність.

5. Інтеграція технологій :
Сучасна епоха стала свідком все більшої інтеграції технологій у догляд за пацієнтами з хворобою Альцгеймера. Від моніторингу до когнітивної стимуляції та засобів комунікації - технології стали цінним союзником як для опікунів, так і для пацієнтів.

6. Назустріч багатообіцяючому майбутньому :
У міру того, як дослідження хвороби Альцгеймера прогресують, продовжують з'являтися нові методи лікування - фармакологічні, технологічні чи поведінкові. Тенденція спрямована на інновації, персоналізований догляд та міждисциплінарну співпрацю.

Розвиток практик і методів лікування хвороби Альцгеймера відображає траєкторію навчання, адаптації та інновацій. Це свідчить про постійне прагнення медичної спільноти покращити життя пацієнтів та їхніх родин перед обличчям складного і важкого захворювання.

Відділення хвороби Альцгеймера у різних країнах і культурах

У всьому світі сприйняття, розуміння та лікування хвороби Альцгеймера значно відрізняється залежно від культури, системи охорони здоров'я та наявних ресурсів. Ці фактори також впливають на існування та характер спеціалізованих відділень для людей з хворобою Альцгеймера. Давайте подивимося, як у різних країнах і культурах підходять до створення цих спеціальних закладів.

1. Західна Європа :

Франція: Відділення довготривалого догляду (USLD) та заклади для залежних людей похилого віку (EHPAD) можуть мати спеціалізовані відділення для пацієнтів з хворобою Альцгеймера. Ці заклади, як правило, добре обладнані і дотримуються національних рекомендацій щодо догляду.

Німеччина: Німеччина має потужну структуру догляду на дому. Однак існують також будинки для людей похилого віку та спеціалізовані заклади

для пацієнтів, які страждають на деменцію та хворобу Альцгеймера.
2. Північна Америка:

- **Сполучені Штати**: Відділення з догляду за пам'яттю - це заклади, спеціально розроблені для людей з хворобою Альцгеймера або пов'язаними з нею деменціями. Вони пропонують безпечне середовище з акцентом на когнітивну стимуляцію.
- **Канада**: Як і в США, в Канаді є спеціалізовані центри догляду за пацієнтами з хворобою Альцгеймера, які застосовують комплексний підхід, включаючи альтернативні методи лікування.

3. Азія:

- **Японія**: Зі зростанням старіння населення в Японії створюються "Групові будинки" - невеликі резиденції для пацієнтів з хворобою Альцгеймера, що пропонують персоналізований догляд в сімейному оточенні.
- **Індія**: Інституційний догляд менш поширений. Сім'я відіграє центральну роль у догляді. Однак зростання обізнаності про хворобу призводить до створення спеціалізованих центрів у великих містах.

4. Африка:

- Поінформованість про хворобу Альцгеймера зростає, але в багатьох країнах бракує ресурсів та інфраструктури для спеціалізованих закладів. Догляд за хворими переважно забезпечується родиною за допомогою громади.

5. Латинська Америка:

- У таких країнах, як Бразилія та Аргентина, існують будинки для людей похилого віку зі спеціалізованими відділеннями для пацієнтів з хворобою Альцгеймера. Однак у багатьох країнах основним постачальником догляду залишається сім'я.

6. Океанія:

Австралія: Існують спеціалізовані відділення для пацієнтів з хворобою Альцгеймера, часто розташовані в будинках для людей похилого віку або закладах догляду за літніми людьми. Вони зосереджені на залученні громади та когнітивній стимуляції.

Існування та функціонування відділень для людей з хворобою Альцгеймера в усьому світі відображає різноманітність культурних та системних підходів до цієї хвороби. Однак, якими б не були відмінності, універсальною метою залишається надання якісної допомоги, забезпечення гідності та покращення якості життя пацієнтів.

Розділ 26

ДИЗАЙН ТА ВЕРСТКА ВІДДІЛЕННЯ ХВОРОБИ АЛЬЦГЕЙМЕРА

Фундаментальні принципи планування для пацієнтів з хворобою Альцгеймера

Проектування простору для пацієнтів з хворобою Альцгеймера вимагає делікатного та практичного підходу. Ці люди часто дезорієнтовані, мають проблеми з пам'яттю і легко піддаються стресу через незнайоме або складне оточення. Пропонуємо вашій увазі короткий огляд ключових принципів, які слід враховувати при проектуванні просторів для таких пацієнтів.

При проектуванні відділення або будинку для людей з хворобою Альцгеймера мова йде не тільки про створення безпечного простору; не менш важливо створити середовище, яке підтримує їхнє емоційне, фізичне та когнітивне благополуччя.

Пацієнти з хворобою Альцгеймера потребують простору, який, хоч і знайомий, але структурований так, щоб мінімізувати плутанину і заохочувати незалежність. Наприклад, підлога з контрастними кольорами може допомогти визначити простір і спрямовувати мешканців з однієї кімнати в іншу. З іншого боку, звивисті коридори можуть створити плутанину. Прямі, добре освітлені коридори - кращий варіант.

Освітлення відіграє вирішальну роль. Велика кількість природного світла може допомогти регулювати циркадні ритми, зменшуючи симптоми "сутінкового синдрому", коли пацієнти стають більш збудженими ближче до вечора. Крім того, хороше освітлення знижує ризик падінь, що є поширеною проблемою серед пацієнтів з хворобою Альцгеймера.

Ще один аспект, який слід враховувати, - це сенсорна стимуляція. Занадто галасливий або хаотичний простір може бути пригнічуючим. Тим не менш, певний рівень стимуляції є корисним. Наприклад, терапевтичні сади можуть забезпечити оазис спокою. Ці сади, з їх запашними квітами, щебетанням птахів і звивистими стежками, можуть бути джерелом комфорту і заспокоєння. Вони також заохочують до фізичної активності та зв'язку з природою, що є важливими для добробуту кожної людини.

І не забуваймо про важливість персоналізації. Кожен пацієнт має власну історію, власні смаки та власний досвід. Наявність місць, де вони можуть розмістити особисті фотографії або знайомі предмети, може допомогти створити відчуття приналежності та впізнаваності.

Нарешті, безпека має першорядне значення. Пункти водопостачання, кухні і навіть куточки та щілини можуть становити небезпеку. Тому проектування простору, де пацієнти можуть вільно пересуватися, але в той же час безпечно, є делікатним балансом, якого необхідно досягти.

Продуманий дизайн для пацієнтів з хворобою Альцгеймера виходить далеко за межі простої безпеки. Йдеться про створення середовища, в якому мешканці можуть не лише жити, але й процвітати, незважаючи на виклики, які ставить перед ними хвороба.

Важливість безпеки і спостереження

Безпека та нагляд є ключовими у догляді за пацієнтами з хворобою Альцгеймера. Через когнітивні проблеми, спричинені хворобою, ці люди особливо вразливі до потенційних небезпек у своєму оточенні, що робить ще більш важливим вжиття відповідних заходів. Забезпечення такої безпеки виходить за рамки простого фізичного захисту; воно також включає в себе збереження гідності та автономії пацієнта при одночасному забезпеченні його або її безпеки.

Хвороба Альцгеймера за своєю природою є прогресуючою. На ранніх стадіях вона може проявлятися простою забудькуватістю, але в міру прогресування хвороби проблеми з дезорієнтацією, судженнями та сприйняттям стають все більш очевидними. Така еволюція робить моніторинг і безпеку важливими на різних рівнях.

Одним з основних ризиків для пацієнтів з хворобою Альцгеймера є блукання. Пацієнт може забути, де він знаходиться або куди хоче піти, що призводить до потенційно небезпечних блукань. У ці моменти розгубленості підвищується ризик падіння, травмування або загубитися. Системи моніторингу, такі як камери або дверна сигналізація, можуть допомогти персоналу швидко втрутитися, якщо це необхідно.

Водночас необхідно дотримуватися тонкого балансу між наглядом і повагою до приватного життя пацієнта. Хоча безпека має першорядне значення, важливо також зберігати гідність і автономію пацієнта. Менш інтрузивні рішення, такі як датчики руху або ідентифікаційні браслети, можуть бути використані для забезпечення ефективного нагляду при мінімізації втручання.
Ризики не обмежуються пересуванням. Пацієнти іноді можуть забути, як користуватися предметами повсякденного вжитку, наприклад, побутовими приладами, що може спричинити пожежу або травму. Спеціальні заходи, такі як вимкнення певних приладів

або використання адаптованого обладнання, можуть запобігти таким інцидентам.

Безпека та моніторинг також мають вирішальне значення при прийомі ліків. Помилки в дозуванні або прийом ліків, які не були призначені, можуть мати серйозні наслідки. Електронні дозатори або автоматизовані системи видачі ліків можуть допомогти забезпечити правильний прийом ліків.

Забезпечення безпеки пацієнтів з хворобою Альцгеймера - це багатовимірна відповідальність, яка вимагає поєднання технологій, відповідного пристосування і ретельного моніторингу. Однак в основі всіх цих заходів лежить фундаментальний принцип: повага і доброта до пацієнта, який, незважаючи на виклики, пов'язані з його хворобою, заслуговує на життя, сповнене гідності, поваги і якості.

Інновації та майбутні тенденції в дизайні агрегатів

Розвиток знань про хворобу Альцгеймера та специфічні потреби пацієнтів призвели до значного прогресу в проектуванні спеціалізованих відділень. Інновації в дизайні спрямовані не лише на забезпечення безпеки пацієнтів, але й на створення середовища, яке підтримує їхнє емоційне, соціальне та фізичне благополуччя. Майбутні тенденції відображають підхід, орієнтований на пацієнта, намагаючись відтворити звичне середовище, але з використанням новітніх технологій.

В основі будь-якого гарного дизайну для відділення для людей з хворобою Альцгеймера лежить бажання відтворити простір, що максимально нагадує дім.

Дійсно, знайоме середовище може допомогти зменшити тривогу і розгубленість, які часто відчувають пацієнти. Це означає, що замість довгих лікарняних коридорів потрібно створювати невеликі житлові приміщення, схожі на квартири чи будинки.

Ще одним ключовим елементом сучасного дизайну є природне світло. Дослідження показали, що вплив природного світла може допомогти регулювати циркадні ритми пацієнтів, зменшуючи симптоми "сутінкового синдрому", який часто спостерігається у людей, що страждають на хворобу Альцгеймера. Тому нові проекти включають великі вікна, мансардні вікна та внутрішні сади.

Говорячи про сади, природа відіграє все більшу роль у дизайні відділень для людей з хворобою Альцгеймера. Терапевтичні сади, які є безпечними і легкодоступними, забезпечують простір, де пацієнти можуть гуляти, займатися садівництвом або просто насолоджуватися природою на свіжому повітрі. Ці зелені насадження не лише слугують місцем для відпочинку, але й забезпечують сенсорну стимуляцію, яка є важливою для добробуту пацієнтів.

Технологічні інновації також відіграють важливу роль у сучасних тенденціях. Впроваджуються передові системи спостереження, що використовують датчики руху, розумні камери або навіть технології геолокації, щоб гарантувати безпеку, не будучи при цьому нав'язливими. Крім того, досліджуються технологічні рішення, такі як віртуальна реальність або цифрова музична терапія, щоб запропонувати інноваційні терапевтичні втручання.
Однією з найперспективніших тенденцій є підхід до спільного проектування, коли пацієнти, їхні сім'ї та опікуни тісно співпрацюють з архітекторами та

дизайнерами, щоб створити простір, який найкраще відповідає унікальним потребам кожної людини.

Нарешті, в міру розвитку досліджень, ймовірно, ми побачимо збільшення персоналізації просторів. Це може означати кімнати, які можна адаптувати до особистих смаків пацієнта, або спільні простори, які можна модифікувати відповідно до денної активності.

Конвергенція технологій, досліджень і глибокого співчуття до пацієнтів з хворобою Альцгеймера формує майбутнє, в якому спеціалізовані відділення стануть не лише місцями догляду, але й місцями життя, радості та гідності.

Розділ 27

ТЕХНОЛОГІЇ ТА ІННОВАЦІЇ

Технологічні інструменти для оцінки та моніторингу

У цифрову епоху використання технологічних інструментів для оцінки та моніторингу пацієнтів з хворобою Альцгеймера набуло значного поширення. Ці інновації мають на меті не лише покращити якість лікування, але й полегшити роботу медичних працівників та надати цінну інформацію сім'ям та особам, які здійснюють догляд за хворими. Ці інструменти відіграють вирішальну роль у персоналізації догляду та прогнозуванні прогресування хвороби.

Одним з головних досягнень є використання натільних пристроїв, таких як смарт-годинники та браслети, які можуть відстежувати рухи пацієнта, частоту серцевих скорочень і сон. Ці пристрої можуть виявляти зміни у звичному режимі, наприклад, підвищений неспокій вночі, що може свідчити про прогресування хвороби або наявність основної проблеми.

Мобільні додатки також виявилися корисними. Зараз існують програми, призначені для перевірки пам'яті, уваги та інших когнітивних функцій. Ці регулярні оцінки можуть допомогти виявити ранні погіршення, що дає змогу вчасно втрутитися. Крім того, деякі додатки надають нагадування про прийом ліків, пропозиції щодо адаптованих видів діяльності та спрощені засоби комунікації для пацієнтів.

Онлайн-платформи, присвячені телемедицині та телемоніторингу, дозволяють медичним працівникам дистанційно оцінювати стан пацієнтів, стежити за прогресуванням хвороби та консультувати сім'ї без необхідності частого відвідування клініки. Такий підхід особливо корисний для пацієнтів, які живуть у віддалених районах або мають труднощі з пересуванням.

Віртуальна реальність - ще одна нова технологія у сфері лікування хвороби Альцгеймера. Її можна використовувати для створення стимулюючого середовища для пацієнтів, що допомагає сповільнити зниження когнітивних функцій. Вона також пропонує можливості для оцінки, поміщаючи пацієнтів у різні ситуації і спостерігаючи за їхніми реакціями.

Штучний інтелект і системи машинного навчання також знаходяться на передньому краї досліджень хвороби Альцгеймера. Вони аналізують величезні масиви даних, щоб виявити закономірності або ранні ознаки хвороби, які можуть залишитися непоміченими для людського ока.

Нарешті, сучасні інструменти візуалізації, такі як ПЕТ-сканери та МРТ нового покоління, дозволяють більш точно візуалізувати зміни в мозку. Це дає лікарям краще розуміння прогресування хвороби та її впливу на структуру мозку.

Технологічні інструменти для оцінки та моніторингу пацієнтів з хворобою Альцгеймера постійно розвиваються, обіцяючи докорінно змінити наші уявлення про те, як ми розуміємо, лікуємо та підтримуємо людей, які страждають від цього руйнівного захворювання.

Технології для вдосконалення якість життя пацієнтів

Вплив технологій на медичну сферу незаперечний, і їхній вплив на догляд за пацієнтами з хворобою

Альцгеймера не є винятком. Ці інновації, як незначні, так і революційні, мають потенціал для покращення якості життя пацієнтів, пропонуючи їм більшу незалежність, безпеку та засоби для підтримання зв'язку з оточуючим середовищем.

1. Пристрої для відстеження та оповіщення: GPS-годинники та інші пристрої для носіння можуть швидко знайти пацієнта, який може загубитися, зменшуючи ризики, пов'язані з дезорієнтацією.

2. Додатки-нагадування: додатки, спеціально розроблені для пацієнтів з хворобою Альцгеймера, можуть допомогти їм нагадувати про щоденні завдання, медичні призначення та графік прийому ліків, тим самим сприяючи більшій незалежності.

3. Інтерактивні платформи: планшети та спеціальні додатки можуть пропонувати ігри на пам'ять, головоломки та інші види діяльності, які стимулюють мозок і підтримують активність пацієнтів.

4. Терапії з використанням віртуальної реальності: віртуальна реальність може дозволити пацієнтам відвідувати місця зі свого минулого, відчувати заспокійливе середовище або навіть взаємодіяти в соціальних сценаріях, забезпечуючи джерело комфорту і когнітивної стимуляції.

5. Системи розпізнавання голосу: ці системи, такі як Amazon Echo або Google Home, можуть допомогти пацієнтам виконувати повсякденні завдання, отримувати інформацію або просто відтворювати музику - і все це за допомогою голосових команд.

6. Технологія світлотерапії: дослідження показують, що вплив певного світла може покращити сон і зменшити збудження у пацієнтів з хворобою Альцгеймера. Таким чином, лампи для світлотерапії можуть відігравати певну роль у регулюванні циркадних ритмів.

7. Покращена комунікація: спеціальні додатки можуть полегшити спілкування для тих, хто має труднощі з підбором слів, використовуючи зображення, піктограми та інші візуальні ефекти.

8. Робототехніка: хоча це може здатися футуристичним, такі роботи, як Paro, роботизована м'яка іграшка у формі тюленя, були розроблені, щоб забезпечити комфорт і зменшити тривожність пацієнтів.

9. Системи домашньої допомоги: ці системи можуть виявляти падіння, незвичні рухи або відсутність активності протягом тривалого часу, надсилаючи сповіщення доглядальникам або членам сім'ї.

10. Інтелектуальні слухові апарати: Ці пристрої роблять більше, ніж просто підсилюють звук. Вони можуть фільтрувати фоновий шум і фокусуватися на розмові, що особливо корисно в шумному середовищі.

На завершення, оскільки технології продовжують розвиватися швидкими темпами, важливо визнати їхній потенціал для покращення життя пацієнтів з хворобою Альцгеймера. Ці інструменти можуть допомогти подолати розрив між потребами пацієнтів і можливостями тих, хто за ними доглядає, пропонуючи при цьому моменти радості, комфорту і незалежності.

Обмеження та виклики технологічна інтеграція

Поява технологій в охороні здоров'я, безсумнівно, принесла багато переваг, особливо для пацієнтів з хворобою Альцгеймера. Однак, їхня інтеграція також створює виклики та обмеження, які дуже важливо визнати та зрозуміти.

1. Опір впровадженню: Технології можуть лякати, особливо людей похилого віку, які до них не звикли. Це може призвести до вагань або повного неприйняття, що ускладнює впровадження технологічних рішень.

2. Висока вартість: технологічні пристрої та спеціалізоване програмне забезпечення можуть бути дорогими, що може обмежувати їхню доступність для всіх пацієнтів, особливо економічно незахищених.

3. Конфіденційність і безпека: системи моніторингу та інші підключені пристрої викликають занепокоєння щодо конфіденційності даних пацієнтів та захисту цієї інформації від кібератак.

4. Складність і навчання: Впровадження нових технологій часто вимагає навчання персоналу, який здійснює догляд, що може бути обмеженням у часі та ресурсах.

5. Ризик залежності: надмірна залежність від технологій може потенційно зменшити людську взаємодію, яка є фундаментальною для емоційного та соціального здоров'я пацієнтів з хворобою Альцгеймера.

6. Непридатність: не всі технології підходять для кожної стадії захворювання. Те, що працює для пацієнта на початку захворювання, може бути неефективним на більш пізній стадії.

7. Швидка застарілість: Зважаючи на швидкі темпи технологічного прогресу, пристрої можуть швидко застарівати, що вимагає частого оновлення та додаткових інвестицій.

8. Цілісність даних: Технологічні інструменти іноді можуть виходити з ладу, даючи неточні показники або дані, які можуть ввести в оману доглядальників.

9. Сенсорне перевантаження: для деяких пацієнтів надмірне використання технологій може призвести до інформаційного перевантаження або надмірної стимуляції, що може викликати дискомфорт або стрес.

10. Фізіологічні обмеження: такі технології, як віртуальна реальність, можуть підходити не всім пацієнтам, особливо якщо вони викликають запаморочення, нудоту або інші побічні ефекти.

Хоча технології пропонують великий потенціал для покращення якості життя пацієнтів з хворобою Альцгеймера, їх потрібно впроваджувати з обережністю і делікатністю. Опікуни та медичні працівники повинні усвідомлювати ці виклики, щоб забезпечити продумане, збалансоване та орієнтоване на пацієнта впровадження.

Розділ 28

ВИКЛИКИ НОЧІ У ВІДДІЛЕННІ ДЛЯ ЛЮДЕЙ З ХВОРОБОЮ АЛЬЦГЕЙМЕРА

Особливості нічної роботи

Робота вночі у спеціалізованих відділеннях для людей з хворобою Альцгеймера має свої виклики та особливості. Робота медичного працівника в такі години може бути особливим досвідом, що вимагає специфічних навичок, чутливості та адаптивності.

1. Сутінковий синдром: багато пацієнтів з хворобою Альцгеймера можуть відчувати підвищену збудженість або сплутаність свідомості в сутінках або вночі, так званий "сутінковий синдром". Це вимагає від нічного персоналу підвищеної пильності.
2. Тиха обстановка: вночі у відділеннях, як правило, тихіше, з меншою кількістю зовнішніх подразників, що може бути корисним для одних пацієнтів, але заважати іншим.
3. Моніторинг блукання: деякі пацієнти можуть мати схильність до блукання вночі. Нічний персонал повинен стежити за тим, щоб ці пацієнти не травмувалися і залишалися в безпеці.
4. Циркадний ритм: Порушення циклу сну і неспання є поширеним явищем у пацієнтів з хворобою Альцгеймера. Нічний персонал повинен бути навчений доглядати за пацієнтами, які не сплять і активні протягом тривалих періодів ночі.
5. Обмежене втручання: вночі, як правило, менше персоналу, а це означає, що доглядачі повинні бути добре підготовлені для управління різноманітними ситуаціями з обмеженими ресурсами.
6. Відповідні заходи: деяким пацієнтам можуть знадобитися заходи, щоб зайняти їх вночі. Ці заняття повинні бути заспокійливими і не стимулюючими, щоб уникнути посилення ажитації.
7. Управління світлом: освітлення має вирішальне значення. М'яке, заспокійливе світло може допомогти запобігти збудженню, в той час як правильне

освітлення може допомогти перезавантажити біологічний годинник пацієнта.

8. Шум і звук : Контроль шуму дуже важливий вночі. Заспокійливі звуки або тиха музика можуть допомогти заспокоїти збудженого пацієнта, в той час як гучні або раптові звуки можуть бути деструктивними.

9. Емоційна підтримка: Пацієнти можуть відчувати себе більш вразливими або тривожними вночі. Персонал повинен бути навчений надавати відповідну емоційну підтримку.

10. Самообслуговування персоналу: робота вночі може впливати на здоров'я та самопочуття персоналу. Впровадження стратегій самодопомоги, таких як регулярні перерви та належне пиття, має вирішальне значення.

Робота вночі у відділенні для пацієнтів з хворобою Альцгеймера вимагає особливого, орієнтованого на пацієнта підходу, адаптованого до унікальних викликів, які приносять ці години. Доглядальниці та доглядальники, які працюють у цей час, відіграють важливу роль у догляді за пацієнтами та їхньому добробуті.

Лікування розладів сну

Розлади сну є поширеним явищем у пацієнтів з хворобою Альцгеймера. Ці розлади можуть проявлятися по-різному, від безсоння до надмірної сонливості та змін циркадного ритму. Ці розлади сну можуть не тільки посилювати когнітивні, поведінкові та психологічні симптоми деменції, але й негативно впливати на якість життя пацієнта та збільшувати навантаження на тих, хто за ним доглядає.

1. Розуміння проблеми: першим кроком до лікування розладів сну є визнання їх наявності. Для цього може знадобитися ретельний моніторинг режиму сну пацієнта, іноді з використанням пристроїв для відстеження сну.

2. Дотримуйтесь регулярного розпорядку дня: допомога пацієнтам у встановленні та дотриманні регулярного розпорядку дня може допомогти регулювати цикл сну і неспання. Це включає в себе відхід до сну і пробудження у встановлений час.

3. Світлотерапія: вплив природного світла протягом дня, особливо вранці, може допомогти перезавантажити біологічний годинник пацієнта. Якщо це неможливо, можна використовувати світлотерапевтичні лампи.

4. Комфортне середовище для сну: Переконайтеся, що спальня сприятлива для сну - темна, тиха і прохолодна. Уникайте екранів і яскравого світла перед сном.

5. Фізична активність: заохочення пацієнтів до фізичних вправ протягом дня, навіть до простої ходьби, може допомогти їм краще спати вночі.

6. Обмежте споживання **кофеїну та дієта:** Обмежте споживання кофеїну, особливо в другій половині дня та ввечері, і уникайте важкої їжі перед сном.

7. Ліки: деякі ліки можуть порушувати сон. Тому важливо регулярно перевіряти прийом ліків пацієнтом разом з медичним працівником. У деяких випадках можуть бути призначені спеціальні ліки, які допоможуть регулювати сон.

8. Методи **релаксації:** такі методи, як медитація, глибоке дихання і музична терапія, можуть допомогти розслабити пацієнта перед сном.

9. Лікування нічних симптомів: якщо пацієнт прокидається вночі через збудження або тривогу, м'яке, заспокійливе втручання, а не різка реакція, може допомогти заспокоїти його і повернути до сну.

10. Підтримка осіб, які здійснюють догляд: Навчання та підтримка осіб, які здійснюють догляд за пацієнтом, має вирішальне значення. Їхній режим сну також може бути порушений, і надання їм інструментів і стратегій для управління розладами сну може принести користь як їм, так і пацієнту.

Лікування розладів сну у пацієнтів з хворобою Альцгеймера вимагає індивідуального та комплексного підходу. Тісна співпраця з особами, які здійснюють догляд за хворими, та поєднання немедикаментозних втручань з медикаментозним лікуванням, за необхідності, дозволяє покращити якість сну, а отже, і якість життя пацієнтів.

Протоколи та процедури для нічних змін

Нічні бригади у відділеннях для пацієнтів з хворобою Альцгеймера відіграють вирішальну роль у забезпеченні безпеки, комфорту і благополуччя пацієнтів. Природа хвороби Альцгеймера може призвести до непередбачуваної нічної поведінки, що вимагає особливої уваги та адаптованих протоколів. Нижче наведено огляд протоколів і процедур для цих команд:

1. Передача між командами :
Чіткий і всебічний зв'язок між денною та нічною бригадами є надзвичайно важливим. Це дозволяє передавати всю необхідну інформацію про стан пацієнтів, інциденти, що сталися протягом дня, та будь-які особливості, що потребують моніторингу.

2. Регулярні перевірки :
Пацієнтів необхідно регулярно перевіряти протягом ночі, щоб переконатися в їхньому добробуті, а також виявити і втрутитися в разі несподіваної поведінки.

3. Управління нічними пробудженнями :
Повинні бути розроблені спеціальні протоколи для лікування нічних пробуджень, спричинених збудженням, сплутаністю свідомості або іншими симптомами. Дуже важливо підходити до пацієнтів зі спокоєм та емпатією.

4. Профілактика падінь :
Профілактичні заходи, такі як використання поручнів, нічного освітлення та ковзних килимків, можуть допомогти запобігти падінню. Ретельний нагляд також дуже важливий, особливо для пацієнтів, які можуть часто вставати вночі.

5. Ліки:
Деяким пацієнтам можуть знадобитися ліки вночі. Нічні медсестри повинні знати час прийому цих ліків та їхні потенційні ефекти. Належне управління запасами і точна документація також є важливими.

6. Управління шумом :
Шум повинен бути зведений до мінімуму, щоб сприяти спокійному сну. Це передбачає мінімізацію гучних розмов, використання безшумного обладнання та повагу до спальних зон.

7. Надзвичайні ситуації :
Нічні бригади повинні бути добре підготовлені для роботи в надзвичайних ситуаціях, будь то медичні ускладнення, агресивна поведінка або інші кризові ситуації.

8. Документація :
Усі спостереження, інциденти та втручання мають бути ретельно задокументовані, щоб забезпечити безперервність догляду та інформувати ранкову бригаду про події ночі.

9. Взаємна підтримка :
Нічна робота може бути ізольованою, тому слід заохочувати співробітників підтримувати один одного. Тісна співпраця та відкрите спілкування між членами команди є дуже важливими.

10. Подальше навчання:
Нічний персонал повинен мати такі ж можливості для постійного навчання, як і денний персонал, зокрема, щодо новітніх практик і досліджень, пов'язаних з хворобою Альцгеймера.

Забезпечення добробуту пацієнтів з хворобою Альцгеймера в нічний час вимагає відданості, досвіду та індивідуального підходу. Маючи чіткі протоколи, постійне навчання та підтримку, нічні бригади можуть забезпечити винятковий догляд за цією вразливою групою населення.

Розділ 29

ГЛОБАЛЬНІ ПІДХОДИ ТА ІНТЕГРАТИВНИМ

Важливість комплексний підхід до лікування

Лікування хвороби Альцгеймера, як і багатьох інших хронічних захворювань, не може обмежуватися редуктивним і симптоматичним баченням. Щоб бути по-справжньому ефективним і шанобливим до людини, воно повинно мати цілісну перспективу. Але що саме це означає і чому це так важливо?

Холістичний підхід до догляду враховує всю людину, тобто не лише її фізіологічні потреби, але й психологічні, соціальні, духовні та емоційні потреби. Він визнає, що кожна людина є унікальною і що симптоми хвороби можуть впливати на різні аспекти її життя.

1. Розпізнати людину, яка стоїть за хворобою:
Кожен пацієнт з хворобою Альцгеймера має свою історію, бажання, страхи, любов і неприязнь. Цілісна допомога спрямована на повагу до цієї індивідуальності, визнання внутрішньої цінності та гідності кожної людини, незалежно від стадії її хвороби.

2. Персоналізований догляд:
Беручи до уваги історію, вподобання та потреби кожного пацієнта, доглядачі можуть адаптувати втручання та лікування так, щоб вони були максимально корисними та значущими.

3. Інтеграція емоційного та духовного вимірів:
Прогресування хвороби Альцгеймера може підняти екзистенційні питання як для пацієнтів, так і для їхніх близьких. Цілісна допомога включає духовну та емоційну підтримку як важливий елемент загального благополуччя.

4. Важливість стосунків :
Підтримка значущих стосунків має фундаментальне значення для благополуччя людини. Холістичний підхід

цінує і підтримує стосунки між пацієнтом, сім'єю, друзями та опікунами, визнаючи, що кожен з них відіграє життєво важливу роль у мережі підтримки пацієнта.

5. Інтеграція додаткових методів лікування:
На додаток до традиційних медичних і фармакологічних втручань, цілісне бачення може інтегрувати додаткові методи лікування, такі як музична терапія, ароматерапія, арт-терапія та інші методи для підтримки загального благополуччя.

6. Підтримка осіб, які здійснюють догляд:
Цілісний підхід також визнає потреби осіб, які здійснюють догляд, які можуть зазнавати значного емоційного, фізичного та психологічного стресу. Надання їм підтримки, навчання та ресурсів має вирішальне значення для забезпечення якісного догляду.

Цілісний підхід до догляду спрямований на забезпечення поваги, гідності та благополуччя людей з хворобою Альцгеймера. Він спрямований на те, щоб вийти за рамки симптомів і реагувати на складні та взаємозалежні потреби кожної людини, пропонуючи більш комплексний і гуманний догляд.

Інтеграція практик традиційні та альтернативні

Хвороба Альцгеймера, з притаманною їй складністю, спонукала багатьох доглядальників, дослідників та родини розширити спектр доступних терапевтичних втручань. На додаток до традиційних медичних підходів, багато традиційних і альтернативних практик продемонстрували багатообіцяючий потенціал для підтримки людей з цим дегенеративним захворюванням.

Історично традиційна медицина була основою систем охорони здоров'я в багатьох культурах по всьому світу. Ці підходи, часто успадковані від багатовікової мудрості та практики, пропонують відмінні від західної медицини перспективи та методи. Крім того, альтернативні методи лікування, хоча й з'явилися нещодавно, часто прагнуть заповнити прогалини, залишені традиційними втручаннями.

1. Традиційна китайська медицина (ТКМ):
Дослідження показали, що певні трави, які використовуються в ТКМ, такі як гінкго білоба, можуть мати когнітивні переваги для пацієнтів з хворобою Альцгеймера, хоча докази залишаються неоднозначними.

2. Аюрведа:
Ця традиційна індійська медицина використовує поєднання трав, дієти і фізичних практик (таких як йога) для збалансування тіла і розуму. Наприклад, ашваганда - це трава, яку часто рекомендують для підтримки когнітивного здоров'я.

3. Ароматерапія:
Ефірні олії, такі як лаванда або розмарин, використовуються для заспокоєння тривоги або стимуляції пам'яті відповідно. Хоча вони не є лікувальними, але можуть покращити якість життя.

4. Харчові підходи:
Такі дієти, як середземноморська дієта або дієта MIND, багаті на антиоксиданти та омега-3 жирні кислоти, пов'язані з покращенням когнітивного здоров'я.

5. Енерготерапія:
Такі техніки, як Рейки або Цигун, спрямовані на збалансування життєвої енергії організму і можуть допомогти впоратися зі стресом і тривогою.

6. Масаж і терапевтичні дотики:
Ці техніки можуть допомогти зменшити тривожність, покращити настрій і поліпшити кровообіг.

Інтеграція цих традиційних та альтернативних методів лікування вимагає обережного підходу. Важливо переконатися, що будь-яке втручання є безпечним і не суперечить поточному медичному лікуванню. Крім того, важливо визнати, що, хоча ці методи можуть запропонувати цінну підтримку, вони не замінюють традиційні медичні втручання, а доповнюють їх.

Тому відкритий діалог між пацієнтами, сім'ями, опікунами та медичними працівниками має важливе значення для успішної інтеграції. Завдяки цілісному баченню догляду, що охоплює як традиційні, так і альтернативні практики, ми можемо запропонувати ширший спектр можливостей для покращення якості життя людей з хворобою Альцгеймера.

Співпрацювати з нетрадиційними практиками

У складному ландшафті лікування хвороби Альцгеймера існує цілий ряд терапевтів і практиків, які пропонують нетрадиційні втручання. Ці втручання, які варіюються від традиційної медицини до комплементарної та альтернативної терапії, можуть забезпечити додатковий вимір підтримки для пацієнтів та їхніх родин.

Одним із перших кроків у співпраці з нетрадиційними лікарями є взаємне визнання унікальної ролі кожного з них у загальному благополуччі пацієнта. Якщо традиційна медицина може зосередитися на симптомах, прогресуванні хвороби та медикаментозному лікуванні, то нетрадиційні лікарі можуть запропонувати методи, спрямовані на поліпшення якості життя, управління стресом і підтримку емоційного та духовного благополуччя.

1. Налагодити відкриту комунікацію:
Регулярний і прозорий діалог між традиційними і нетрадиційними лікарями гарантує, що вся допомога координується і зосереджується на найкращих інтересах пацієнта. Це також може допомогти виявити будь-які потенційні взаємодії або протипоказання між різними втручаннями.

2. Взаємне навчання:
Розуміння основ різних методів лікування дозволяє налагодити більш ефективну співпрацю. Можна організовувати тренінги або семінари, щоб практикуючі фахівці з обох сторін могли вчитися один у одного.

3. Інтегроване планування догляду:
Створення плану догляду, який включає як традиційні, так і нетрадиційні втручання, забезпечує цілісний підхід. Це може включати медикаментозне лікування, ароматерапію, масаж, акупунктуру або інші види терапії.

4. Забезпечення безпеки:
Визнаючи цінність нетрадиційних втручань, вкрай важливо забезпечити їхню безпеку для пацієнта. Важливими є перевірка кваліфікації, моніторинг потенційних лікарських взаємодій та врахування специфічних потреб пацієнта.

5. Визнавати та поважати вибір пацієнта та його родини:
Рішення щодо догляду завжди повинні прийматися разом з пацієнтом та його родиною. Спільне прийняття рішень гарантує, що догляд відображає цінності, переконання та уподобання пацієнта.

Основна мета співпраці з нетрадиційними лікарями - запропонувати пацієнтам з хворобою Альцгеймера найповніший і найдбайливіший спектр допомоги, який тільки можливий. Інтегруючи втручання, спрямовані на фізичну, емоційну та духовну сфери, ми можемо сподіватися, що зможемо запропонувати покращену якість життя тим, хто стикається з проблемами цього дегенеративного захворювання.

Розділ 30

МЕНЕДЖМЕНТ БІЛЬ І ДИСКОМФОРТ

Оцінка болю у некомунікабельних пацієнтів

Оцінка болю у некомунікабельних пацієнтів, таких як пацієнти з прогресуючою хворобою Альцгеймера або іншими нейродегенеративними захворюваннями, є серйозним викликом для медичних працівників. Такі пацієнти часто не можуть вербально висловити свої відчуття або дискомфорт. Однак нелікований біль може призвести до ускладнень і значно знизити якість життя. Ось як провести ефективну оцінку за таких обставин:

1. Спостерігайте за змінами в поведінці:
Некомунікабельні пацієнти можуть виражати свій біль через невербальну поведінку. Це може включати гримаси, плач, хвилювання, ізоляцію або навіть агресивну поведінку. На ці ознаки слід звертати особливу увагу, особливо після процедури або руху, які можуть викликати біль.

2. Зверніть увагу на фізіологічні ознаки:
Зміни в життєво важливих показниках, таких як прискорене серцебиття, кров'яний тиск або дихання, можуть бути індикаторами болю. Так само сигналами можуть бути пітливість або почервоніння.

3. Використовуйте спеціальні шкали оцінки :
Існують шкали оцінки болю, розроблені спеціально для некомунікабельних пацієнтів. Такі шкали, як DOLOPLUS-2 або PAINAD, можуть бути корисними для кількісної оцінки та моніторингу болю у таких пацієнтів на основі різних поведінкових індикаторів.

4. Регулярно оцінюйте стан:
Біль слід оцінювати регулярно, особливо після процедур або лікування, які можуть посилити дискомфорт. Постійна оцінка дозволяє відповідно коригувати втручання.

5. Запитайте близьких вам людей:
Сім'я та опікуни часто можуть розпізнати ледь помітні ознаки болю, які медичний персонал може пропустити. Вони знають пацієнта і можуть помітити зміни у звичках чи поведінці.

6. Цілеспрямоване фізичне обстеження:
Фізичне обстеження може допомогти знайти джерело болю. Наприклад, під час огляду можна виявити запалену ділянку, травму або інфекцію.

7. Обирайте мультимодальні втручання:
Після виявлення болю його слід лікувати, використовуючи комбінацію підходів, які можуть включати медикаментозне лікування, фізичну терапію та нефармакологічні втручання, такі як музика або терапевтичні дотики.

Розпізнавання та лікування болю у некомунікабельних пацієнтів має важливе значення для покращення якості їхнього життя. Хоча це і є складним завданням, але за умови ретельного спостереження та регулярних обстежень медичні працівники можуть ефективно реагувати на потреби цих вразливих пацієнтів.

Немедикаментозні методи управління болем

Лікування болю є центральною частиною догляду за пацієнтами, і хоча ліки відіграють вирішальну роль у цьому процесі, нефармакологічні підходи пропонують важливі альтернативи, особливо для тих, хто може бути чутливим до побічних ефектів ліків або хоче доповнити свій лікувальний режим. Пропонуємо ознайомитися з деякими з цих методів:

1. Фізична терапія:
   - **Фізіотерапія:** може допомогти зміцнити м'язи, підвищити гнучкість і поліпшити рухливість, що, в свою чергу, може зменшити біль, особливо пов'язаний із захворюваннями опорно-рухового апарату.
   - **Гідротерапія:** використання води, гарячої або холодної, для полегшення болю. Наприклад, гаряча ванна може розслабити м'язи та посилити кровообіг.
2. Тілесно-розумова терапія :
   - **Медитація та уважність:** ці практики допомагають перефокусувати розум і можуть зменшити сприйняття болю.
   - **Біологічний зворотний зв'язок:** техніка, за допомогою якої ви вчитеся контролювати фізіологічні функції, щоб зменшити біль.
   - **Керована релаксація:** використання візуалізації або прогресивної м'язової релаксації для зменшення напруги та болю.
3. Мануальна терапія:
   - **Масажна терапія:** масаж може розслабити м'язи, посилити кровообіг і поліпшити загальне самопочуття.
   - **Хіропрактика:** Регулювання за допомогою хіропрактики може допомогти вирівняти хребет, тим самим зменшуючи біль.
   - **Остеопатія:** цілісний підхід, який фокусується на лікуванні всього тіла для полегшення болю.
4. Енергетичні підходи :
   - **Голковколювання:** ця давня китайська практика використовує тонкі голки, які вводяться в певні точки тіла для зменшення болю.
   - **Рейки:** метод енергетичного зцілення, який може допомогти збалансувати енергію тіла і зменшити біль.

5. Опалювальні та охолоджувальні системи :
   - Тепло може розслабити і заспокоїти м'язи, одночасно збільшуючи кровотік, тоді як холод може зменшити запалення і знеболити хворобливу ділянку.
6. Транскутанна електростимуляція (TENS) :
   - Невеликий апарат посилає електричні імпульси в шкіру, щоб зменшити відчуття болю.
7. Арт-терапія:
   - Музикотерапія, арт-терапія і танцювальна терапія можуть допомогти відвернути увагу від болю і емоційно впоратися з ним.
8. Освіта та самоуправління :
   - Вивчення болю, його причин і способів управління ним може дати пацієнтам інструменти, необхідні для кращого контролю над своїм станом.

Важливо пам'ятати, що біль - це суб'єктивний досвід, і те, що працює для одного пацієнта, може не працювати для іншого. Індивідуальний і цілісний підхід, що поєднує фармакологічні та нефармакологічні методи, дає найкращі шанси на успіх в управлінні болем.

Важливість усного перекладу невербальні сигнали

У світі догляду та добробуту, особливо для людей з нейродегенеративними захворюваннями, такими як хвороба Альцгеймера, важливість інтерпретації невербальних сигналів не можна недооцінювати. Ось чому:

- **Первинне вираження потреб та емоцій:** у пацієнтів, які мають труднощі з вербальним спілкуванням, жести, міміка та поза часто стають

основним засобом вираження потреб, дискомфорту, болю або емоцій.
- **Раннє виявлення проблем:** наприклад, пацієнт, який гримасує, може відчувати біль. Пацієнт, який замикається в собі, може свідчити про тривогу або страх.
- **Встановлення довірливих стосунків:** коли доглядачі звертають увагу на невербальні сигнали та належним чином реагують на них, це може сприяти зміцненню довіри та комфорту між доглядачем і пацієнтом.
- **Попередження конфліктних ситуацій:** розпізнавши ознаки хвилювання або дистресу на ранній стадії, можна втрутитися до того, як пацієнт стане агресивним або вкрай стресовим.
- **Полегшення комунікації:** для людей, які мають проблеми з мовленням або формулюванням думок, правильна інтерпретація невербальних сигналів може значно полегшити розуміння та обмін думками.
- **Культурне розуміння:** певні невербальні сигнали можуть мати різне значення в різних культурах. Чутливість та поінформованість про це може допомогти уникнути непорозумінь.
- **Оцінка ефективності лікування:** невербальні реакції пацієнта можуть дати підказки щодо ефективності лікування або втручання. Наприклад, пацієнт може розслабитися після прийому знеболювального, що свідчить про зменшення болю.
- **Підтримка гідності пацієнта:** Звертаючи увагу на невербальні сигнали, доглядачі визнають і підтверджують досвід пацієнта, що може підтримати почуття гідності та самоповаги пацієнта.

У той час як слова є потужним вектором комунікації, невербальні сигнали відкривають цінне вікно в емоційний, фізичний і психічний стан пацієнтів, особливо тих, хто не може повноцінно виразити себе за допомогою мови. Ретельна інтерпретація цих сигналів має важливе значення для надання співчутливої, ефективної та індивідуалізованої допомоги.

Розділ 31

ВПЛИВ КУЛЬТУРИ ТА РІЗНОМАНІТНІСТЬ У ДОГЛЯДІ

Розуміння культурних відмінностей у сприйнятті хвороби

Сприйняття хвороби, і зокрема таких захворювань, як хвороба Альцгеймера, значно відрізняється в різних культурах. Ці культурні відмінності впливають не лише на те, як сприймають і розуміють хворобу, але й на те, як її контролюють і лікують.

- **Етіологія та інтерпретація:** У деяких культурах хвороба Альцгеймера та інші форми деменції розглядаються не як нейродегенеративні захворювання, а як нормальна частина старіння або навіть як прокляття, закляття чи результат минулих дій.
- **Стигматизація:** У деяких середовищах діагноз хвороби Альцгеймера може призвести до значної стигматизації, що може перешкоджати сім'ям звертатися за допомогою або навіть визнавати, що хвороба існує. Ця стигма також може впливати на саму людину з хворобою, призводячи до ізоляції та відсутності доступу до належного догляду.
- **Сімейні ролі та обов'язки:** культурні очікування можуть впливати на те, як розподіляються обов'язки по догляду в сім'ї. Наприклад, у деяких культурах очікується, що старший син чи донька візьмуть на себе основну відповідальність за догляд, тоді як в інших культурах ця відповідальність може бути розподілена ширше.
- **Ставлення до професійного догляду:** у деяких культурах догляд за людьми похилого віку або хворими вдома силами родини є нормою, а ідея довірити близьку людину установі є немислимою. Це контрастує з іншими культурами, де інституційний або професійний догляд може бути більш прийнятним.

- **Стратегії подолання та підтримки:** Духовні, релігійні та громадські ресурси відіграють вирішальну роль у тому, як у багатьох культурах ставляться до хвороби. Молитва, ритуал і церемонія можуть бути важливими механізмами подолання.
- **Комунікація та самовираження:** спосіб опису симптомів і готовність відкрито говорити про них можуть відрізнятися. У деяких культурах акцент може робитися на емоційних або поведінкових симптомах, тоді як в інших частіше повідомляють про фізичні симптоми.
- **Медичні та етичні рішення:** Ставлення до інформованої згоди, розкриття діагнозу, кінця життя і заздалегідь зроблених розпоряджень знаходиться під сильним впливом культурних факторів.

Визнання і розуміння цих культурних відмінностей є важливим для надання ефективної та милосердної допомоги. Медичні працівники повинні бути навчені культурній компетентності, щоб вони могли взаємодіяти з пацієнтами та їхніми сім'ями з повагою та увагою до їхніх переконань, цінностей та вподобань.

Адаптація догляду етнічним та релігійним розмаїттям

У той час, коли глобалізація робить наші суспільства все більш різноманітними, дуже важливо адаптувати медичну допомогу до різних етнічних та релігійних особливостей пацієнтів, особливо в таких чутливих сферах, як лікування хвороби Альцгеймера.

- **Культурні знання:** Першим кроком в адаптації медичної допомоги є набуття знань про основні вірування, практики та цінності, пов'язані з різними етнічними групами та релігіями. Ці знання дозволяють медичним працівникам краще зрозуміти контекст, в якому пацієнти сприймають і переживають свою хворобу.
- **Навчання культурній компетентності:** недостатньо знати про різні культури, потрібно також вміти інтегрувати ці знання в повсякденну клінічну практику. Це допомагає уникнути непорозумінь, покращити комунікацію та надати належну допомогу.
- **Індивідуальна оцінка:** навіть у межах однієї етнічної групи або релігії вірування і практики можуть відрізнятися від однієї людини до іншої. Тому дуже важливо ставити відкриті запитання, щоб зрозуміти конкретні потреби кожного пацієнта.
- **Повага до обрядів і ритуалів:** Певні практики чи ритуали можуть мати велике значення для пацієнтів та їхніх родин. Наприклад, молитовні обряди в певний час, дієтичні обмеження або ритуали в кінці життя.
- **Мова та комунікація:** Мовні бар'єри можуть бути серйозною перешкодою. Використання перекладачів або технологій перекладу може допомогти забезпечити повне розуміння пацієнтом та його родиною медичної інформації та рекомендацій.
- **Залучення сім'ї:** У багатьох культурах сім'я відіграє центральну роль у прийнятті медичних рішень. Тому дуже важливо залучати їх до обговорення та складання планів догляду.
- **Адаптація втручань:** Терапевтичні втручання - медичні, психосоціальні чи інші - мають бути адаптовані з урахуванням переконань і цінностей

пацієнта. Це може включати модифікацію терапевтичних підходів або пошук альтернатив, які є культурно прийнятними.
- **Співпраця** з громадськими **лідерами:** у певних ситуаціях може бути корисною співпраця з релігійними чи громадськими лідерами для отримання порад або для полегшення спілкування і порозуміння між медичним персоналом і пацієнтом чи родиною.
- **Культурно-прийнятні ресурси та матеріали:** надання брошур, відео або інших освітніх матеріалів, які відображають культуру та мову пацієнта, може значно покращити розуміння та прихильність до лікування.
- **Постійний зворотний зв'язок:** важливо заохочувати пацієнтів та їхні сім'ї надавати відгуки про медичну допомогу, яку вони отримують, щоб постійно коригувати та вдосконалювати підходи з урахуванням культурних особливостей.

Врахування етнічного та релігійного розмаїття - це не лише питання поваги, це також спосіб покращити якість медичної допомоги, побудувати довіру та гарантувати, що кожен пацієнт отримає підтримку, яка найбільше відповідає його унікальній ситуації.

Навчання та підвищення обізнаності до різноманітності для тих, хто доглядає за хворими

У світі, що постійно змінюється, позначеному глобалізацією та змішанням культур, для осіб, які здійснюють догляд за пацієнтами, стає вкрай важливою поглиблена підготовка та усвідомлення різноманітності. Такий підхід, далеко не просте доповнення до їхніх навичок, є необхідним, якщо вони хочуть задовольнити мінливі потреби пацієнтів з різним походженням.

Навчання з питань розмаїття не обмежується простими знаннями про різні культури чи релігії. Воно глибоко вкорінене в розумінні нюансів, переконань і поведінки, які впливають на те, як люди сприймають здоров'я, хворобу та медичну допомогу. Це навчальна подорож, під час якої доглядальникам часто доводиться кидати виклик власним упередженням і стереотипам, щоб краще розуміти і поважати тих, про кого вони піклуються.

Але чому це так важливо? Причина проста: краще розуміння культурних та етнічних особливостей пацієнтів сприяє кращому спілкуванню, кращій прихильності до лікування і, зрештою, кращому догляду. Пацієнти відчувають, що їх розуміють, поважають і з більшою готовністю йдуть на співпрацю, коли відчувають, що їхні переконання і цінності беруться до уваги.

З іншого боку, підвищення обізнаності виходить за рамки навчання. Воно передбачає постійне прагнення усвідомлювати відмінності, бути в курсі культурного розвитку та активно шукати можливості для навчання. Це може відбуватися у формі семінарів, групових дискусій або навіть міжкультурних обмінів. Доглядачі також можуть отримати користь від спілкування з медичними працівниками з інших культур, навчаючись безпосередньо з автентичних джерел.

Однак, незважаючи на всю свою підготовку та обізнаність, опікунам також рекомендується не робити поспішних узагальнень. Кожна людина є унікальною, а переконання та поведінка можуть значно відрізнятися навіть у межах однієї культури чи релігії. Тому важливо застосовувати індивідуальний підхід, ставити відкриті запитання та активно слухати.

Мета - побудувати мости взаєморозуміння і поваги між тими, хто здійснює догляд, і їхніми пацієнтами. У світі, де різноманітність є нормою, а не винятком, навчання та обізнаність про різноманітність не тільки бажані, але й абсолютно необхідні.

Розділ 32

ДОСЛІДЖЕННЯ З ПРОФІЛАКТИКИ ХВОРОБИ АЛЬЦГЕЙМЕРА

Останні дані про фактори ризику

Дослідження хвороби Альцгеймера постійно розвиваються, регулярно з'являються нові відкриття, які проливають світло на причини та фактори ризику, пов'язані з цим дегенеративним захворюванням. У стислій формі ми пропонуємо огляд останніх відкриттів, що стосуються факторів ризику хвороби Альцгеймера:

Досягнення в дослідженнях хвороби Альцгеймера за останні роки розширили наше розуміння факторів ризику, пов'язаних з цим руйнівним захворюванням. Хоча вік, сімейний анамнез і генетика залишаються домінуючими факторами, нові дані свідчать про те, що навколишнє середовище, спосіб життя та інші біологічні фактори також можуть відігравати вирішальну роль у розвитку хвороби.

По-перше, серцево-судинне здоров'я сьогодні широко визнано як таке, що пов'язане зі здоров'ям мозку. Високий кров'яний тиск, діабет, ожиріння і куріння можуть збільшити ризик розвитку хвороби Альцгеймера. Чому це відбувається? Ці стани можуть порушити кровопостачання мозку, впливаючи на неврологічні процеси.

Крім того, дослідження показали, що сон відіграє важливу роль у процесі "очищення" мозку. Хронічне порушення сну може перешкоджати мозку ефективно виводити бета-амілоїдні білки, які накопичуються і утворюють бляшки, що асоціюються з хворобою Альцгеймера.

Також вивчаються фактори навколишнього середовища, такі як вплив певних токсинів або забруднювачів. Деякі дослідники вивчають зв'язок між впливом важких металів, таких як алюміній, і виникненням захворювання, хоча результати все ще дискутуються.

Кишковий мікробіом, складна екосистема бактерій, що живуть у нашому кишечнику, також перебуває під пильною увагою. Дослідження показують, що дисбаланс цих бактерій може мати запальні наслідки, які впливають на мозок.

Нарешті, психічне здоров'я також може бути фактором. Депресія, хронічний стрес або тривала тривога пов'язані з підвищеним ризиком розвитку деменції. Хоча причинно-наслідковий зв'язок ще чітко не встановлений, ці стани можуть посилювати симптоми або прискорювати прогресування хвороби.

Важливо зазначити, що наявність одного або декількох з цих факторів ризику не гарантує розвитку хвороби Альцгеймера. Однак їхнє розуміння може прокласти шлях до профілактичних втручань, раннього лікування та кращих перспектив для тих, хто страждає на хворобу або знаходиться в групі ризику.

Дієта, спосіб життя та профілактика

Взаємозв'язок між дієтою, способом життя та профілактикою хвороби Альцгеймера викликає все більший інтерес. Численні дослідження показали, що здоровий спосіб життя може не тільки знизити ризик серцево-судинних захворювань, діабету та інших станів, але й позитивно вплинути на когнітивне здоров'я. Дізнайтеся, як дієта і спосіб життя можуть відігравати роль у профілактиці хвороби Альцгеймера.

Середземноморська дієта, багата на фрукти, овочі, оливкову олію, горіхи, рибу та цільні зерна, пов'язана зі зниженням ризику нейродегенеративних захворювань.

Ця дієта сприяє споживанню антиоксидантів і омега-3 жирних кислот, які можуть захистити мозок від окислювального пошкодження і запалення. Обмеження споживання червоного м'яса, оброблених продуктів і цукру також може допомогти запобігти накопиченню бета-амілоїдних бляшок, пов'язаних з хворобою Альцгеймера.

Регулярна фізична активність - ще один важливий елемент профілактики. Вправи покращують кровопостачання мозку, сприяють нейропластичності і можуть допомогти запобігти атрофії мозку. Ходьба, плавання, йога або будь-яка інша форма активності, що збільшує частоту серцевих скорочень, може сприяти здоров'ю мозку.

Психічна та соціальна активність не менш важлива. Читання, інтелектуальні ігри, навчання впродовж життя та соціальна взаємодія можуть підвищити стійкість мозку до стресу. Підтримання активної соціальної мережі, участь у групах чи клубах і навіть такі прості дії, як спілкування з друзями, можуть відігравати захисну роль у запобіганні когнітивного погіршення.

Сон також відіграє важливу роль у профілактиці. Під час глибокого сну мозок "очищається" від продуктів життєдіяльності, зокрема, від бета-амілоїдних білків. Тому достатня кількість якісного сну може зменшити ризик накопичення цих білків.

Інші фактори способу життя, такі як управління стресом, медитація та розслаблюючі заходи, також можуть мати позитивний вплив на когнітивне здоров'я. Хронічний стрес вивільняє кортизол - гормон, який може пошкодити мозок у довгостроковій перспективі.

Нарешті, помірне вживання алкоголю, відмова від куріння і регулярний контроль параметрів здоров'я, таких як кров'яний тиск, рівень холестерину і цукру в крові, також можуть сприяти профілактиці.

Хоча генетика відіграє певну роль у розвитку хвороби Альцгеймера, вибір здорового способу життя може значно знизити ризик або відтермінувати початок захворювання. Прийняття цілісного підходу, що включає дієту, фізичні вправи, розумову та соціальну активність, може забезпечити надійний захист від когнітивного зниження.

Наслідки для медсестринської практики

Медсестринська практика лежить в основі охорони здоров'я, і нещодавні відкриття, що стосуються профілактики хвороби Альцгеймера за допомогою дієти і способу життя, мають пряме відношення до медсестер. Медсестри відіграють центральну роль у навчанні, підтримці та впровадженні цих профілактичних заходів. Давайте розглянемо, як ці відкриття можуть бути інтегровані в медсестринську практику:

- **Навчання пацієнтів**: Медсестри можуть інформувати пацієнтів про переваги здорового харчування, зокрема середземноморської дієти, і про важливість регулярних фізичних вправ. Це можна робити під час звичайних візитів або на майстер-класах і семінарах.
- **Оцінка звичок способу життя**: Під час медичних оглядів медсестри можуть оцінити харчові звички пацієнтів, рівень фізичної активності, сну, стресу, вживання алкоголю та тютюну. Це дає їм змогу націлюватись на ті сфери, які потребують покращення.

- **Складання планів дій**: на основі оцінки медсестри можуть допомогти пацієнтам скласти індивідуальний план дій для ведення здорового способу життя.
- **Емоційна та психологічна підтримка**: Перспектива розвитку хвороби Альцгеймера може лякати. Медсестри можуть запропонувати емоційну підтримку, вислухати занепокоєння пацієнтів і, за необхідності, скерувати їх до відповідних ресурсів або фахівців.
- **Співпраця з іншими фахівцями**: Медсестри можуть співпрацювати з дієтологами, фізіотерапевтами, психологами та іншими фахівцями для надання комплексної допомоги. Наприклад, якщо пацієнт має проблеми зі сном, може бути корисним направлення до фахівця зі сну.
- **Безперервна освіта**: Зважаючи на постійний прогрес у дослідженні хвороби Альцгеймера, для медсестер дуже важливо бути в курсі подій. Відвідування навчальних курсів, семінарів і конференцій може допомогти їм здобути нові знання та навички.
- **Пропаганда здоров'я в громаді**: окрім індивідуального догляду, медсестри можуть долучатися до громадських ініціатив, спрямованих на популяризацію здорового харчування, фізичної активності та інших аспектів здорового способу життя.
- **Документація та дослідження**: реєструючи результати втручань щодо способу життя та беручи участь у дослідженнях, медичні сестри можуть зробити свій внесок у базу знань про ефективність втручань.
- **Адвокація**: медсестри, як захисники пацієнтів, можуть виступати за політику, яка підтримує

здорове середовище, наприклад, зелені зони для фізичних вправ або доступ до поживної їжі.

Завдяки своєму унікальному положенню в системі охорони здоров'я, медичні сестри мають можливість впроваджувати ці знання про профілактику хвороби Альцгеймера у свою повсякденну практику, тим самим позитивно впливаючи на життя багатьох пацієнтів.

Розділ 33

МАЙБУТНЄ ДОГЛЯДУ ТА ЛІКУВАННЯ

Перспективи та надії у медичних дослідженнях

Медичні дослідження завжди були маяком, що вказував шлях розвитку охорони здоров'я. Вони спираються на минулі відкриття, долають сучасні виклики і висвітлюють майбутні надії для пацієнтів, медпрацівників і суспільства в цілому. Поточні перспективи і надії медичних досліджень різноманітні і стосуються багатьох сфер. Пропонуємо вам огляд:

- **Геномні дослідження**: З прогресом у секвенуванні людського геному персоналізована медицина стає все більш реальною. Є надія, що ідентифікація генетичних мутацій і біомаркерів зможе спрямовувати індивідуальне лікування таких захворювань, як рак, хвороби серця і нейродегенеративні розлади.
- **Клітинна терапія**: Стовбурові клітини, з їхньою здатністю перетворюватися на будь-який тип клітин в організмі, пропонують величезний потенціал. Проводяться дослідження з використання стовбурових клітин для регенерації пошкоджених тканин, наприклад, після серцевого нападу, або для лікування таких захворювань, як цукровий діабет.
- **Імунотерапія**: це революційний підхід до лікування раку шляхом "навчання" імунної системи розпізнавати та атакувати ракові клітини. Такі методи лікування, як інгібітори контрольних точок і CAR-T-клітини, показали багатообіцяючі результати.
- **CRISPR та технології редагування генів**: Можливість "виправляти" генетичні мутації в джерелі може зробити революцію в лікуванні рідкісних генетичних захворювань.

- **Наномедицина**: використання наночастинок для цільової доставки ліків обіцяє зменшити побічні ефекти та підвищити ефективність лікування.
- **Дослідження мікробіому**: Наше розуміння важливості мільярдів мікроорганізмів, що живуть у нашому організмі, зокрема в кишечнику, стрімко зросло. Ці дослідження можуть призвести до нових підходів до лікування захворювань, від депресії до запальних захворювань кишечника.
- **Технології дистанційного моніторингу та втручання**: Завдяки телемедицині та портативним пристроям стає можливим дистанційний моніторинг та втручання, що може змінити спосіб надання медичної допомоги, особливо у віддалених районах.
- **Штучний інтелект (ШІ)**: ШІ та машинне навчання все частіше використовуються в діагностиці, інтерпретації медичних зображень і навіть прогнозуванні епідемій.
- **Нейронаука**: Розуміння мозку з його незліченними складнощами є основною сферою досліджень. Надії покладаються на лікування таких захворювань, як хвороба Альцгеймера, шизофренія та депресія.
- **Дослідження інфекційних захворювань**: Пандемія COVID-19 нагадала про важливість досліджень інфекційних захворювань. Вакцини на основі месенджерних РНК, які були розроблені в рекордно короткі терміни, є прикладом інновацій у цій галузі.

Медичні дослідження перебувають на захоплюючому перехресті, перед ними відкрито багато багатообіцяючих шляхів. Незважаючи на те, що виклики залишаються, інновації, наполегливість і глобальна співпраця продовжуватимуть розширювати межі можливого в медицині.

Роль технологій у майбутнє догляду

Технології, з їх швидким розвитком і здатністю трансформувати цілі галузі, відіграють все більш важливу роль в охороні здоров'я. Її здатність полегшувати, покращувати і революціонізувати медичну допомогу вражає. Ось як технології можуть відігравати ключову роль у майбутньому охорони здоров'я:

- **Телемедицина та дистанційна допомога**: Телемедицина вже продемонструвала свій потенціал під час пандемії COVID-19, дозволивши пацієнтам отримувати консультації, не виходячи з дому. Вона також зменшує географічні бар'єри, надаючи пацієнтам у сільській чи віддаленій місцевості легший доступ до фахівців.
- **Носимі пристрої та моніторинг у реальному часі**: смарт-годинники, браслети та інші носимі пристрої дозволяють відстежувати в реальному часі такі параметри, як частота серцевих скорочень, артеріальний тиск або рівень цукру в крові. Ці дані можуть попередити пацієнтів та медичних працівників про потенційні проблеми до того, як вони стануть критичними.
- **Штучний інтелект і діагностика**: ШІ має потенціал для швидкого і точного аналізу величезних обсягів даних, зокрема, для діагностики, прогнозування ризику захворювання або навіть пропонування методів лікування.
- **Робототехніка та хірургія**: роботизовані асистенти можуть підвищити точність роботи хірурга, уможливити малоінвазивні процедури та скоротити час відновлення пацієнтів.
- **3D-друк**: Від створення протезів за індивідуальними розмірами до виробництва

тканин і органів, 3D-друк має потенціал революціонізувати наш підхід до охорони здоров'я.
- **Віртуальна і доповнена реальність**: чи то для навчання медичних працівників, реабілітації пацієнтів або управління болем, віртуальна і доповнена реальність пропонує інноваційні можливості.
- **Генетичні та персоналізовані методи лікування**: завдяки технологічним досягненням у секвенуванні геному, ми рухаємося до персоналізованих методів лікування, заснованих на індивідуальній генетиці.
- **Взаємозв'язок та електронні медичні записи**: швидкий, безпечний доступ до медичних записів пацієнтів може полегшити координацію медичної допомоги та уникнути медичних помилок.
- **Безпека та конфіденційність**: зі зростанням оцифрування медичних даних технології також відіграють вирішальну роль у захисті цих даних від витоків та кібератак.
- **Освіта та обізнаність**: Онлайн-платформи, додатки та інтерактивні інструменти можуть сприяти постійному навчанню медичних працівників та інформуванню пацієнтів про їхні захворювання.

Технології обіцяють зробити охорону здоров'я більш ефективною, доступною та персоналізованою. Однак, їх потрібно впроваджувати з обережністю, беручи до уваги етичні проблеми, безпеку даних та рівний доступ. Поставивши пацієнтів в центр цих інновацій, ми можемо сподіватися на майбутнє, в якому технології збагатять досвід охорони здоров'я для всіх.

Бачення розвитку медсестринської професії у відділеннях для хворих на хворобу Альцгеймера

Професія медсестри при хворобі Альцгеймера стикається з унікальними викликами, враховуючи складний і прогресуючий характер хвороби Альцгеймера. Цей стан у поєднанні зі старінням населення в багатьох країнах означає, що попит на спеціалізовану допомогу, ймовірно, зростатиме в найближчі роки. Пропонуємо вашій увазі бачення потенційної еволюції сестринської справи в цій сфері:

- **Підвищена спеціалізація**: медсестрам, які працюють у відділеннях для людей з хворобою Альцгеймера, може знадобитися більш спеціалізована підготовка для ефективного лікування поведінкових і психологічних симптомів деменції.
- **Ширше використання технологій**: Як згадувалося раніше, інтеграція технологій у догляд за пацієнтами з хворобою Альцгеймера буде вкрай важливою. Незалежно від того, чи це стосується моніторингу, залучення або навчання, медсестри повинні вміти користуватися цими інструментами.
- **Цілісний підхід до лікування**: окрім медичних потреб, розуміння та задоволення емоційних, соціальних та духовних потреб пацієнтів стане невід'ємною частиною професії.
- **Міждисциплінарна співпраця**: догляд за пацієнтами з хворобою Альцгеймера часто вимагає залучення кількох фахівців (ерготерапевтів, психологів, фізіотерапевтів тощо). Медична сестра часто відіграє роль

координатора, забезпечуючи безперебійну комунікацію між різними залученими фахівцями.
- **Освіта та інформування**: Зіткнувшись зі стигматизацією, пов'язаною з деменцією, медичні сестри відігравaтимуть важливу роль в інформуванні громадськості, сімей і навіть інших медичних працівників.
- **Клінічні дослідження**: При такому поширеному і виснажливому захворюванні, як хвороба Альцгеймера, клінічні дослідження будуть мати вирішальне значення. Медсестри можуть відігравати більш активну роль у дослідженнях, чи то в проведенні клінічних випробувань, чи то в спостереженні та документуванні симптомів і прогресу у пацієнтів.
- **Захист прав пацієнтів**: Гарантування гідності, прав і благополуччя пацієнтів з хворобою Альцгеймера завжди буде в центрі нашої професії. Це включає в себе етичні питання, такі як інформована згода, прийняття медичних рішень тощо.
- **Підтримка осіб, які здійснюють догляд**: З огляду на стрес і емоційне навантаження, пов'язані з доглядом за пацієнтами з хворобою Альцгеймера, добробут і підтримка осіб, які доглядають за ними, будуть вкрай важливими. Це може бути у формі додаткового навчання, груп підтримки або ресурсів з питань психічного здоров'я.

Професія медсестри при хворобі Альцгеймера постійно розвивається. Зіткнувшись з унікальними викликами, які ставить перед ними хвороба, медсестри будуть продовжувати адаптуватися і впроваджувати інноваційні підходи, щоб забезпечити найкращий догляд за своїми пацієнтами.

Розділ 34

ПЕРСПЕКТИВИ НА МАЙБУТНЄ ДЛЯ ДОГЛЯДУ ЗА ХВОРИМИ НА ХВОРОБУ АЛЬЦГЕЙМЕРА

Прогрес медичні та терапевтичні

Хвороба Альцгеймера, як найпоширеніша форма деменції, є предметом численних досліджень протягом багатьох років. Медичні та терапевтичні досягнення мають вирішальне значення для поліпшення якості життя пацієнтів і, зрештою, для пошуку ліків. Ось огляд останніх досягнень у цій галузі:

- **Нові ліки**: Хоча наявні в даний час ліки в основному спрямовані на уповільнення прогресування симптомів, тривають дослідження методів лікування, які можуть зупинити або навіть повернути назад прогресування хвороби.
- **Немедикаментозні методи лікування**: такі втручання, як музична терапія, арт-терапія, ароматерапія та анімалотерапія, показали багатообіцяючі результати в покращенні настрою, зниженні тривожності та покращенні комунікації у пацієнтів з хворобою Альцгеймера.
- **Раннє виявлення**: Можливість діагностувати хворобу Альцгеймера на ранній стадії, ще до появи симптомів, може дозволити розпочати лікування раніше. Досягнення в галузі візуалізації мозку, біомаркерів і генетичних тестів вказують у цьому напрямку.
- **Генна терапія**: дослідження генетичних маніпуляцій для лікування або профілактики хвороби Альцгеймера все ще перебувають на ранній стадії, але вони відкривають багатообіцяючий шлях вперед.
- **Вакцини**: проводяться дослідження з розробки вакцини проти хвороби Альцгеймера, яка б цілеспрямовано впливала на амілоїдні бляшки або нейрофібрилярні клубки, характерні для цієї хвороби.

- **Технологія**: Використання додатків, терапевтичних відеоігор і пристроїв віртуальної реальності пропонує нові способи стимуляції мозку, покращення пам'яті та уповільнення прогресування хвороби.
- **Підтримка опікунів**: Усвідомлюючи величезний тиск на тих, хто доглядає за пацієнтами з хворобою Альцгеймера, створюються нові програми та ресурси для надання емоційної, освітньої та практичної підтримки.
- **Втручання щодо способу життя**: дослідження показали, що втручання, спрямовані на дієту, фізичні вправи та психічне благополуччя, можуть мати позитивний вплив на когнітивне здоров'я.
- **Дослідження факторів ризику**: розуміння того, чому в одних людей розвивається хвороба Альцгеймера, а в інших - ні, має вирішальне значення. Нещодавні дослідження вивчали такі фактори, як запалення, інфекції та дисбаланс у мікробіомі кишечника.
- **Персоналізоване лікування**: Як і в інших галузях медицини, дослідження хвороби Альцгеймера рухаються в напрямку більш персоналізованого лікування, заснованого на конкретних потребах кожного пацієнта.

Залишається надія, що медичні та терапевтичні досягнення приведуть до більш ефективного лікування або навіть вилікування хвороби Альцгеймера. Ключ до цього - постійні інвестиції в дослідження та інновації.

Еволюція навчання геріатрична медсестра

Еволюція підготовки геріатричних медсестер відображає суспільні зміни, досягнення медицини та зростаюче визнання специфічних потреб людей похилого віку. Догляд за людьми похилого віку стає дедалі складнішим, вимагаючи цілісного підходу, який враховує не лише медичні аспекти, а й психологічні, соціальні та культурні виміри життя літньої людини.

- **Передумови**: Спочатку підготовка медсестер була загальною, з невеликою спеціалізацією в геріатрії. Догляд за літніми людьми часто зосереджувався на забезпеченні комфорту, без особливого підходу.
- **Визнання геріатрії як спеціальності**: зі старінням західних суспільств і ускладненням потреб людей похилого віку стала очевидною потреба у підготовці спеціалістів у галузі геріатрії.
- **Інтеграція мультидисциплінарності**: підготовка геріатричних медсестер поступово інтегрує важливість роботи в команді з іншими фахівцями, такими як геріатричні лікарі, соціальні працівники, ерготерапевти, фізіотерапевти і психологи.
- **Особистісно-орієнтований підхід**: навчальні програми розвивалися, щоб підкреслити особистісно-орієнтований підхід, який цінує автономію, гідність та індивідуальні уподобання пацієнтів похилого віку.
- **Підвищення кваліфікації та спеціалізоване навчання**: На додаток до початкового навчання, створені програми підвищення кваліфікації та спеціалізованого навчання з геріатрії, що дозволяють медсестрам бути в курсі передового досвіду та останніх досліджень у цій галузі.
- **Впровадження технологій**: технології стали ключовим елементом геріатричної допомоги, а навчання використанню технологічних інструментів для оцінки, моніторингу та покращення якості життя людей похилого віку.

- **Акцент на профілактиці**: тренінг також включав профілактику хронічних захворювань, зміцнення здоров'я та важливість фізичної активності і збалансованого харчування для благополуччя людей похилого віку.
- **Нефармакологічні підходи**: У відповідь на занепокоєння щодо надмірного медикаментозного лікування людей похилого віку, геріатрична медсестринська освіта включає в себе нефармакологічні методи для вирішення таких проблем, як біль, збудження або безсоння.
- **Культурні навички**: оскільки суспільство стало більш різноманітним, навчання включає в себе важливість розуміння і поваги до культурних, релігійних та етнічних відмінностей у догляді за літніми людьми.
- **Дослідження та участь у** медсестринській **науці**: медсестер заохочують брати участь у геріатричних дослідженнях, тим самим сприяючи розвитку знань і передового досвіду в цій галузі.

Еволюція підготовки геріатричних медсестер відображає трансформацію догляду за людьми похилого віку, визнаючи унікальність і складність цієї групи населення, а також важливість надання високоякісного, шанобливого, особистісно-орієнтованого догляду.

Надії, виклики та можливості на горизонті

Ландшафт догляду за людьми похилого віку, особливо з хворобою Альцгеймера та іншими формами деменції, постійно змінюється. Коли ми дивимося в майбутнє, на горизонті з'являється багато надій, викликів і можливостей.

U23:
- **Медичні відкриття**: Надії на знаходження ліків або більш ефективних методів лікування хвороби Альцгеймера є великими завдяки постійному прогресу в медичних дослідженнях.
- **Технології**: все більша інтеграція технологій дає надію на покращення якості життя пацієнтів, полегшення роботи доглядальників та оптимізацію управління і моніторингу догляду.
- **Холістичний підхід**: Зростаюче усвідомлення важливості холістичного підходу, що інтегрує фізичне, психічне, емоційне і духовне благополуччя, дає надію на більш комплексну, орієнтовану на людину допомогу.
- **Міждисциплінарна співпраця**: надія на більш тісну співпрацю між різними медичними працівниками дозволить пацієнтам отримувати більш комплексну та ефективну медичну допомогу.

Виклики
- **Демографічні показники**: збільшення кількості населення похилого віку створює проблеми з точки зору спроможності, інфраструктури та ресурсів для надання допомоги.
- **Комплексний догляд**: оскільки пацієнти живуть довше, у них часто розвивається низка хронічних захворювань, які потребують комплексного лікування.
- **Витрати**: Зростання витрат на охорону здоров'я в поєднанні зі збільшенням попиту створює проблеми з точки зору фінансування та доступності.
- **Брак кваліфікованих фахівців**: зростаючий попит на медичних працівників, які спеціалізуються на догляді за людьми похилого

віку та хворими на хворобу Альцгеймера, часто випереджає пропозицію.

Можливості
- **Навчання та освіта**: Зі зростанням обізнаності про специфічні потреби пацієнтів похилого віку з'являється можливість розширити та покращити підготовку медичних працівників у цій сфері.
- **Технологічні інновації**: Нові технології, такі як штучний інтелект, телемедицина та дистанційний моніторинг, відкривають можливості для трансформації способу надання медичної допомоги.
- **Альтернативні методи лікування**: Зростає можливість інтегрувати нетрадиційні терапевтичні підходи, такі як ароматерапія, музикотерапія або арт-терапія, в план догляду.
- **Робота з сім'ями та волонтерами**: залучення сімей та волонтерів може бути цінним ресурсом для покращення якості догляду та благополуччя пацієнтів.

Майбутнє догляду за людьми з хворобою Альцгеймера та літніми людьми загалом є багатообіцяючим і сповненим викликів. Однак, завдяки постійній відданості медичним працівникам, дослідникам, сім'ям і громадам, є тверда надія на покращення якості життя цих людей і подолання викликів, які чекають на них попереду.

www.ingramcontent.com/pod-product-compliance
Lightning Source LLC
Chambersburg PA
CBHW071912210526
45479CB00002B/383